Patrick Hofer

Füsse

Fussprobleme

erkennen und behandeln

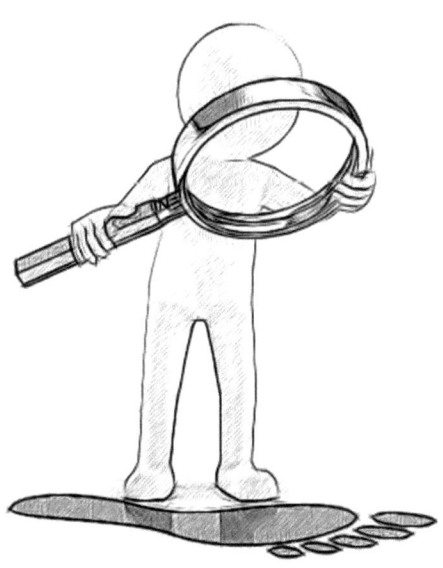

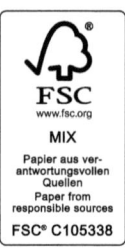

Bibliografische Information der Deutschen Nationalbibliothek: Die Deutsche Nationalbibliothek verzeichnet diese Publikation in der Deutschen Nationalbibliografie; detaillierte bibliografische Daten sind im Internet über www.dnb.de abrufbar.

2. Auflage September 2015

©2014   Patrick Hofer

Herstellung und Verlag:

BoD – Books on Demand, Norderstedt

Text, Illustration, Gestaltung:

Patrick Hofer, Bergmattenweg 18, CH-5722 Gränichen

www.patrickhofer.info

Titelbild: ©mhp - Fotolia.com

ISBN: 978-3-7357-7491-0

Die Hände sind die Stellvertreter für das Gehirn, die
Füsse sind die Stellvertreter des Herzens.

Japanisches Sprichwort

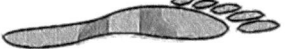

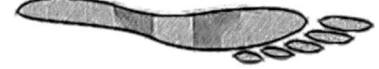

Inhalt

Einführung

Die meisten Menschen interessieren sich erst dann ernsthaft für ihre Füsse, wenn sich diese in Form von Beschwerden zu Wort melden. Dann hört man oft "ich kann das nicht verstehen, ich hatte doch noch nie etwas mit meinen Füssen". Die Logik sagt uns aber, dass es statistisch immer wahrscheinlicher wird, Beschwerden zu bekommen, je länger wir bereits beschwerdefrei gingen.

Die Füsse sind mehr als nur das Ende der Beine!

Unsere Füsse arbeiten dauernd. Sie tragen uns tagtäglich umher, müssen bei jedem Schritt unser Körpergewicht auffangen und das über rund 100'000 Kilometer durch ein Menschenleben. Dies funktioniert nur, wenn das anatomische Wunder Fuss, mit seinen 28 einzelnen Knochen (... ein Viertel aller menschlichen Knochen sind Fussknochen!) und den entsprechend vielen Gelenken, Bändern und Muskeln perfekt zusammenspielt. Einige Menschen entwickeln schon in der Kindheit Abweichungen vom physiologischen (gesunden) "Normalbild" oder diese entstehen im Laufe von Jahrzehnten. Sie leben mit mehr oder weniger umfangreichen Einschränkungen der komplexen Funktionen ihrer Füsse, was sich über kurz oder lang durch Beschwerden äussern kann. Wir packen unsere Füsse meist in unpassende Schuhe und vergessen sie für den Rest des Tages. Wir widmen den Händen und Zähnen oft deutlich mehr Zeit, als wir für die Füsse erübrigen und ärgern uns, wenn das Gehen auf einmal

Beschwerden bereitet. Dies ist wirklich nicht fair – oder?

Gleich mehrere Gründe machen die Füsse anfällig für gesundheit-
liche Probleme:

- Unsere Mobilität ist zwingend von diesen "Fortbewe-
  gungsorganen" abhängig und sie werden ohne Unterlass
  gebraucht.
- Unsere Füsse vereinen beinahe 30 Gelenke auf engstem
  Raum, was sie enorm anfällig für Gelenkprobleme macht.
- Kein Teil des Skeletts trägt so viel Gewicht.
- Sie befinden sich weit vom Herzen entfernt und der
  Abtransport des "verbrauchten" Blutes muss gegen die
  Schwerkraft erfolgen.
- Die Nervenenden in den Füssen liegen am weitesten vom
  Gehirn entfernt.
- Die Füsse als "Hilfsnieren des menschlichen Körpers" die-
  nen der Ausscheidung von Schadstoffen.
- Sie werden oft vernachlässigt und ganztägig in teils ungeeig-
  nete Fussbekleidung gesteckt.

Das vorliegende Buch soll Ihnen eine Grundlage geben, um besser
auf Fussbeschwerden reagieren zu können. Sie sollen damit sicherer
werden und schlussendlich Geld und Zeit sparen, wenn Sie zum passenden Zeitpunkt angemessen handeln. Ich will mit Gerüchten und
Halbwissen aufräumen und Sie zum Experten Ihrer eigenen Füsse
machen.

Um Sie nicht zu langweilen, verzichte ich auf endlose Abhandlungen über Anatomie und Physiologie des Fusses. Ich werde stattdessen mit wenigen Fachausdrücken, das Wichtige erklären.

Kurz zu meiner Person: Ich arbeite seit über zwanzig Jahren als Orthopädietechniker mit dem Spezialgebiet Füsse und konnte in dieser Zeit Tausende verschiedener Fussprobleme analysieren und behandeln. Ich lernte bereits früh, dass jeder Fall in seiner Zusammensetzung einzigartig ist und die Wechselwirkungen weit über die Füsse hinaus den gesamten Menschen betreffen. In unserem Unternehmen laden wir die Kunden jährlich zu einer kostenlosen Nachkontrolle ihrer Schuheinlagen ein, damit wir den Erfolg der Arbeit laufend überprüfen können. Dadurch sind wir in der Lage stetig dazu zu lernen und Problemlösungen weiter zu verfeinern. Dieses Vorgehen generiert einen enormen Lerngewinn und wachsende Fähigkeiten in der Behandlung von Fussproblemen. Obwohl es auch mal nötig ist, die bestehenden Einlagen anzupassen und zu verbessern, können wir mit der vielseitigen Erfahrung die meisten Probleme auf Anhieb schnell und effizient lösen und zudem unseren Kunden zuverlässige Tipps im Umgang mit ihren Fussproblemen geben.

Wichtig: Der Inhalt des vorliegenden Buches beruht auf meinen jahrelangen Erfahrungen und dient ausschliesslich Ihrer Information. Es ist weder wissenschaftlich bewiesen noch ersetzt es die Diagnose oder Behandlung durch einen Arzt. Verlässliche Entscheidungsgrund-lage für die Anwendung von Hilfsmitteln oder Therapien kann nur die entsprechende Diagnose durch einen Arzt oder Orthopädietech-niker sein. Trotz sorgfältiger Recherchen kann ich keine Gewährleis-tung für die Vollständigkeit, Richtigkeit, Genauigkeit und Aktualität sämtlicher Informationen in diesem Buch geben. Haftungsansprüche in jeglicher Form und Weise, die sich durch die Anwendung und Umsetzung von Informationen aus diesem Buch ergeben könnten, sind grundsätzlich ausgeschlossen. Ich freue mich jedoch über die Zusendung Ihrer eigenen Erfahrungen und Anregungen.

Trauen Sie niemandem der behauptet alles zu wissen, seien Sie kri-tisch und vertrauen Sie Ihrer eigenen Intuition.

Ich wünsche Ihnen viel Spass beim Lesen!

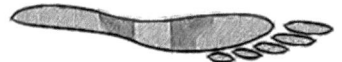

Begriffserklärung

Damit Sie mich richtig verstehen, Nachfolgendes zur Erklärung: Mit aussen (lateral) ist vom Körper weg gemeint und mit innen (medial) gegen die Körpermitte hin. So ist zum Beispiel die Grosszehe innen gelegen und die Fünfte, also die Kleinzehe bei beiden Füssen aussen.

Kompensation ist alles

Zu Beginn möchte ich Ihnen etwas ausgesprochen Wichtiges aufzeigen: Körperliche Beschwerden entstehen dann, wenn unser Organismus Mängel oder Defizite nicht mehr ausreichend selber kompensieren kann. In der Medizin spricht man hierbei von "Dekompensation". Was bedeutet das?

Kurz vorweg: Ich versuche dieses wichtige Thema so einfach wie möglich zu erklären, lesen Sie aber bitte den Abschnitt gleich zwei Mal durch, weil das Folgende absolut fundamental für das Verständnis des gesamten Themas ist.

Mankos, wie zum Beispiel eine effektive Beinlängendifferenz oder Achsfehlstellungen in Füssen und Beinen können über Jahre unbemerkt bleiben, weil sie keinerlei Beschwerden verursachen. Der Körper gleicht solche Mängel laufend aus, und erst wenn dies nicht mehr ausreichend gelingt, meldet die betroffene Stelle dem Gehirn in Form eines Schmerzreizes: "Hier stimmt etwas nicht!" Eine derartige Dekompensation äussert sich meistens durch eine Überbelastung von einzelnen Strukturen wie Muskeln, Sehnen oder Gelenken, die mit der Kompensierung überfordert sind. Eine solche Überbelastung resultiert aus einem Ungleichgewicht zwischen Belastung und Belastbarkeit. Wenn wir mit unserem Verhalten dem Körper helfen und jenes Ungleichgewicht ausgleichen wollen, bleiben uns dafür zwei Möglichkeiten: Wir können bei der Belastung ansetzen oder die Belastbarkeit verbessern. Es empfiehlt sich zweifellos an beiden Seiten zu arbeiten, denn dadurch ergeben sich die besten Ergebnisse.

Wie machen wir das? Die Belastung reduzieren wir, spontan und meist unbewusst, einfach durch Schonung. Wir schalten einen Gang runter, reduzieren die Aktivitäten, hinken und setzen uns häufiger, verzichten vorübergehend auf Sport, gehen nicht zur Arbeit und so weiter. Dieses Verhaltensmuster kennen wir seit der frühen Kindheit und es funktioniert meistens ganz gut. Leider glauben wir aber den Anforderungen des Alltags uneingeschränkt gerecht werden zu müssen und erlauben uns, trotz Schmerzen, nicht den Körper zu schonen. Eine Fehleinstellung die allzu häufig zu ernsthaften und chronischen Beschwerden führt.

Wie wir bereits als Kind lernten: "Es wird nicht gejammert".

Die Schmerzen resultieren oft aus einer Entzündung, mit welcher der Körper auf eine Überbelastung oder Mikroverletzungen reagiert. Mit dieser Reaktion wird aber die Belastbarkeit noch weiter reduziert, sodass noch mehr Entlastung in Form von Schonung notwendig wird, um die Entzündung abklingen zu lassen. Wir merken uns also: Schmerzen vorbeugend zu verhindern ist wesentlich einfacher, als sie wieder los zu werden, wenn sie einmal da sind!

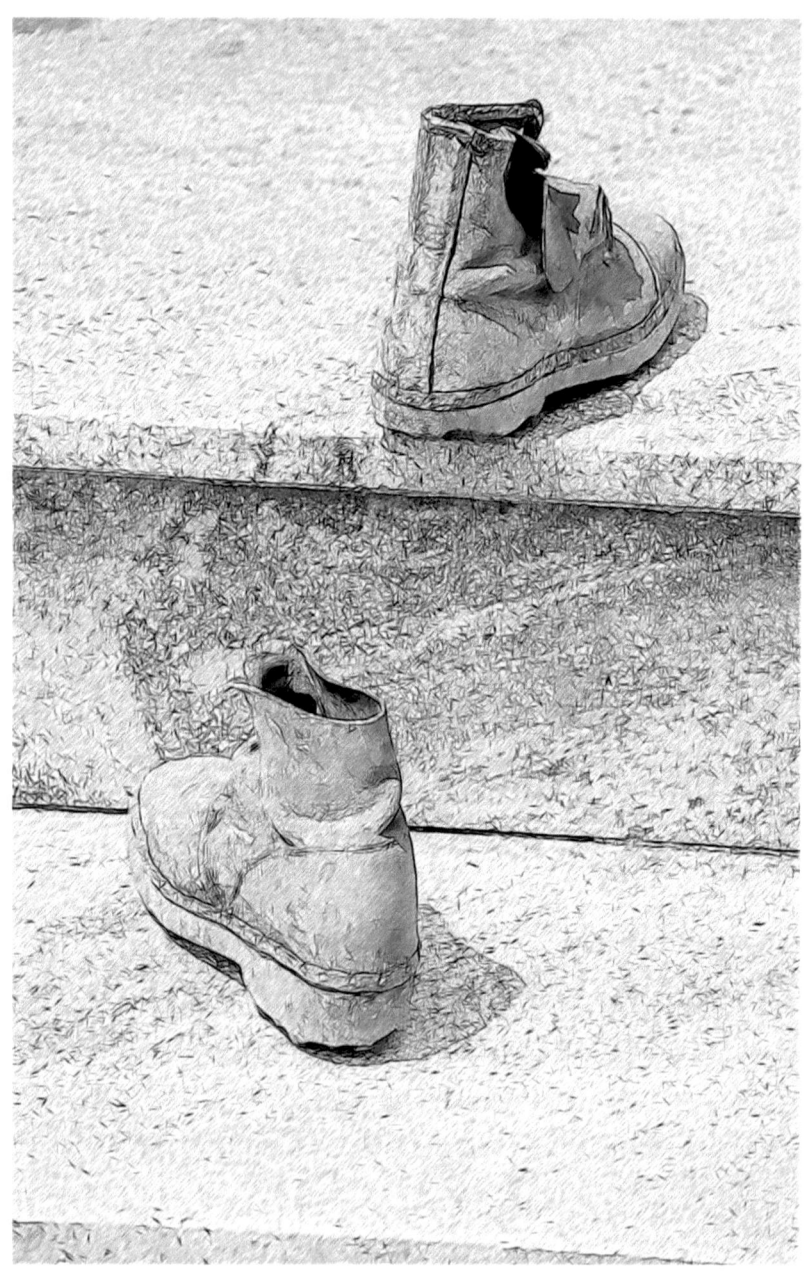

Eine weitere Möglichkeit die Belastung zu reduzieren besteht darin, die Belastungsphasen zu verkürzen und in häufigere, kürzere Abschnitte aufzuteilen, also Pausen zu machen. Externe Hilfsmittel, wie zum Beispiel Fahrzeuge anstelle des Gehens, Bandagen, Orthesen oder Krücken bei der Fortbewegung zu verwenden, sind weitere Alternativen die Belastung zu begrenzen. Allenfalls schicken wir auch vorübergehend unseren Partner mit dem Hund Gassi und verzichten auf die Wanderung am Wochenende, um nur zwei Beispiele zu nennen.

Die Belastbarkeit erhöhen wir, indem wir besser geeignete Schuhe wie zum Beispiel Wanderschuhe oder speziell weiche Schuhe tragen. Enorm viel erreicht man durch das Anpassen orthopädischer Einlagen nach Mass, welche aber genau auf das Problem abgestimmt sein müssen. Wir können auch verlängerte Regenerationsphasen einbauen und besser auf eine ausgewogene Ernährung achten. Langfristig erhöhen wir die Belastbarkeit und Widerstandsfähigkeit mithilfe eines Trainings. Mit gezielten Übungen fördern wir die Beweglichkeit und kräftigen einzelne Muskelgruppen, woraus eine nachhaltige Steigerung der Kompensationsfähigkeit resultiert. Ein Training hilft aber erst nach einiger Zeit intensiven Engagements und erfordert deshalb Selbstdisziplin und Geduld.

In wenigen Fällen ist die Belastbarkeit durch eine Grunderkrankung herabgesetzt, ich denke da zum Beispiel an rheumatische Erkrankungen oder Diabetes mellitus. Bei diesen Voraussetzungen sind Masseinlagen, meiner Meinung nach, ein Muss.

Selbstverständlich können wir auch den Körper austricksen, in dem wir schmerzlindernde und entzündungshemmende Medikamente in Form von Tabletten, Spritzen, Pflastern und Salben einsetzen. Wie wir inzwischen wissen, ist dies als alleinige Lösung und über längere Zeit keine empfehlenswerte Option, da wir hierdurch nur das Warnsignal unseres Körpers ausschalten. Wenn wir nicht angemessen auf die Schmerzen reagieren, ist der Körper gezwungen die entzündliche Reaktion und damit die Schmerzen zu verstärken, um uns unmissverständlich davon abzuhalten, die überbelasteten Stellen weiter zu beanspruchen. Durch dieses Mittel will der Organismus dauerhafte Schäden an den betroffenen Partien verhindern. Eine überforderte Sehne kann zum Beispiel reissen, Knochen vor Ermüdung spontan brechen und gestresste Gelenke Knorbelschäden davon tragen.

Fragten Sie sich auch schon einmal, weshalb wir mit zwanzig Jahren weniger an körperlichen Problemen leiden als mit sechzig? Sie kennen die Antwort nun, es liegt an der Fähigkeit, zu kompensieren. Die Muskeln werden schwächer, das Bindegewebe verliert an Elastizität und die Zeit, die der Körper zur Regeneration (idealerweise Maximum eine Nacht) braucht, steigt an. So kommt es häufiger zu

Dekompensationen und die Anfälligkeit nimmt zu - ein Teil des Alterungsprozesses, der ab circa dem 25. Lebensjahr kontinuierlich fortschreitet. Normalerweise reagieren wir darauf mit einer Reduktion der Belastung, durch Verringerung der Aktivitäten bis hin zum Ruhestand. Ach übrigens: Mit angemessenem Training kann man diesen Vorgang bremsen, wenn auch nicht ganz verhindern.

Ein weiterer Tipp, wie Sie Überbelastungen vermeiden können, ist Abwechslung. Wir besitzen alle einen, im Grossen und Ganzen, gleich bleibenden Gangapparat. Häufig sind wir durch unsere Arbeit auch dazu gezwungen, konstante Tätigkeiten in einer identischen Haltung zu verrichten: Am Schreibtisch sitzen, am Fliessband stehen, die immer gleichen Strecken zu gehen und dieselben Bewegungen zu machen. Auch in der Freizeit folgen wir permanenten Gewohnheiten. Dazu kommt, dass der Untergrund, auf dem wir uns fortbewegen, gleich bleibend ist. Er ist meistens hart und völlig plan (flach). Dies führt zu lang anhaltenden und einseitigen Belastungen auf den Körper. Wenn wir auch noch dauernd dieselben Schuhe tragen, verschlimmern wir diesen Umstand zusätzlich. Auf Dauer entstehen daraus chronische Beschwerden, die demnach oft auf Gewohnheiten im Verhalten zurückgeführt werden können.

Verändern Sie deshalb öfter die Art der Belastung. Dies geht zum Beispiel durch Alternieren der Arbeitstätigkeit und der Sportart.

Gegebenenfalls ändern Sie die Arbeitshaltung mittels eines verstellbaren Stehpults oder verschiedenartiger Teppiche und wechseln Sie im Laufe des Tages häufig Ihre Schuhe. Sie können auch Ihre Spazierstrecke abwechseln oder sich überhaupt mehr in der Natur bewegen, wenn Sie sonst tagein, tagaus an der gleichen Stelle arbeiten. Ihr Bewegungsapparat wird es Ihnen auch danken, wenn Sie auf Vielseitigkeit in der Ernährung achten. Versuchen Sie nach Möglichkeit bunt zu essen, denn verschiedenfarbige Lebensmittel garantieren Reichhaltigkeit.

Fazit: Wir sollten unserem Körper mehr vertrauen, ihn durch Abwechslungen entlasten, sowie rechtzeitig und angemessen auf Beschwerden reagieren.

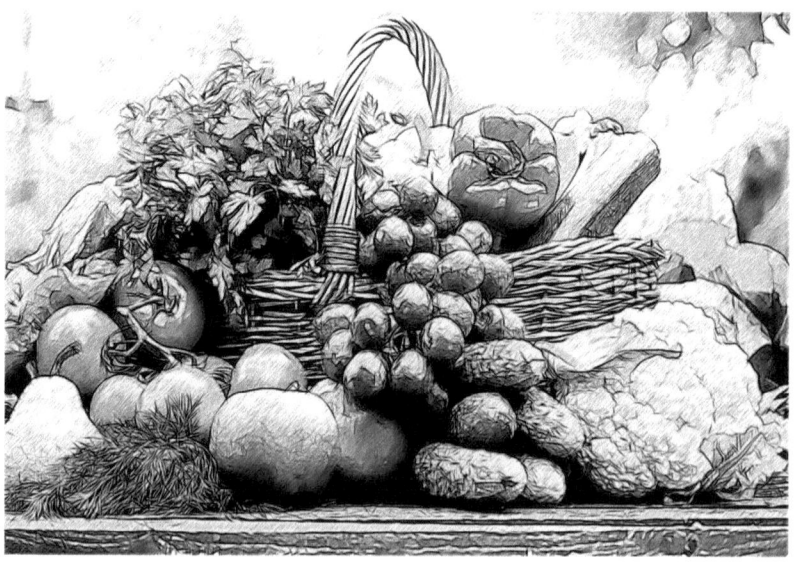

Die Fussgewölbe

Nebst dem Spiralprinzip ist das Gewölbeprinzip das wichtigste Naturprinzip, welchem der Körper in seinem Bauplan folgt. Speziell im Fuss hat sich diese Art der Stabilisation durchgesetz. Zum einen ist es durch die Gewölbekonstruktion möglich, Last perfekt zu verteilen und zum anderen erfüllen die Fussgewölbe eine funktionelle Bedeutung. Sie verrichten eine abfedernde, puffernde Aufgabe. Die Auftrittskraft wird stossdämpfend aufgefangen und der dadurch entstehende geschmeidige Schritt wir mittels eines federnden Abstossens abgeschlossen.

Lange vor der Erforschung durch Leonardo Da Vinci mit seiner Leonardobrücke, bauten Ägypter, Assyer, Etrusker und natürlich die Römer ihre Viadukte und Monumentalbauten mit Hilfe von Bögen und Gewölben.

Das Besondere an dieser Bauweise ist, dass ein Gewölbe in sich stabil und damit selbsttragend ist, weil sich die einzelnen Elemente, beim Fuss sind es die Knochen, gegenseitig stützen und stabilisieren. So können schwere Lasten über grosse Spannweiten getragen werden. Die elastische Funktionsweise des Kreuzgewölbes, wie sie auch der Fuss aufweist, schützte ohne Frage manche Kuppe historischer Gebäude vor der Zerstörung durch verheerende Erdbeben. Erwähnenswert ist in diesem

Zusammenhang die Hagia Sophia, die von den Byzantinern erbaut seit 1'500 Jahren in Istanbul (Konstantinopel) steht. Nach anfänglichen Schwierigkeiten die geeignete Gewölbestruktur zu finden, trotzt das gewaltige Bauwerk in einer der seismisch aktivsten Erdregionen, zwischen der eurasischen und der arabischen Platte, seither allen Erdbeben.

Der Fuss weist sowohl eine Längswölbung wie auch eine Querwölbung auf. Dadurch wird das Körpergewicht hauptsächlich über die drei Punkte Ferse, Grosszehenballen und Kleinzehenballen getragen. Die Fussgewölbe werden mithilfe der Muskulatur verspannt und dank Bändern aufrechterhalten.

Betrachtet man den Fuss genau sieht man, dass sich der Aufbau durch ein nach innen drehen des Vorfusses gegenüber der Ferse ergibt. Dadurch entstehen eine spiralige Verspannung und ein asymmetrisches Kreuzgewölbe, welches sich nach aussen und vorne abflacht.

Stellt man beide Füsse nebeneinander, so sieht man, dass sich die Wölbung imaginär von einem Fuss zum anderen weiterspannt. Von hinten betrachtet bilden auch die beiden Fersenbeine vereint ein Gewölbe.

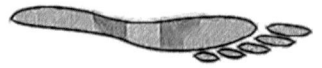

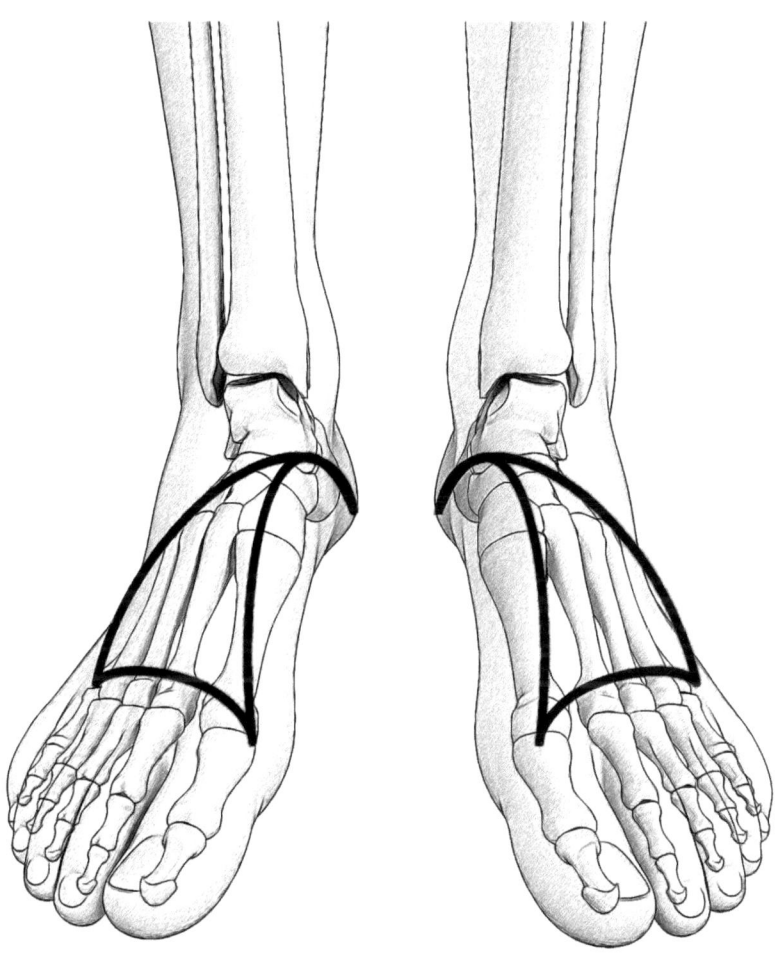

Die Kreuzgewölbe der menschlichen Füsse sind ein genialer Streich der Natur.

Gehalten wird der Fuss vorallem durch die Sehnenplatte an der Sohle, die wie ein Zugband die Schalenkonstruktion unter Spannung hält. Die Konstruktion wurde 1968 von dem bekannten Schweizer Bauingenieur Heinz Isler (1926-2009) für das Betonschalendach der legendären Autobahnraststätte im Solothurnischen Deitingen verwendet. Die jeweils drei Auflagepunkte werden statisch, unter der Tankstelle, von Spannseilen stabilisiert.

Das Erstaunlichste an der genialen Fusskonstruktion ist, dass diese aus annähernd denselben Knochen aufgebaut ist wie bei allen Säugetieren. Jede Tierart konnte mit den gleichen Voraussetzungen ihre Füsse perfektionieren. Ob es nun Sohlengänger sind, wie zum Beispiel Igel, Bären, Affen, Hasen und der Mensch oder Zehengänger wie Hunde und Katzen oder sogar Zehenspitzengänger wie Elefanten und Huftiere, die Fortbewegungsorgane sind immer optimal auf die Lebewesen abgestimmt. Immense Anforderungen stellt der Mensch an seine Füsse mit dem permanenten, aufrechten Zweibeingang. Und in der Tat der menschliche Fuss ist ein nicht zu übertreffendes Meisterwerk der anatomischen Baukunst. Falsche Schuhe sowie einseitiger und ungesunder Gebrauch lassen leider immer häufiger diese geniale Konstruktion verkümmern und aus der Balance bringen.

Der Knickfuss

Als Knickfuss tituliert man das übermässige nach innen Knicken der Fersen, was man bei der Ansicht von hinten leicht erkennen kann. Oft ist gleichzeitig eine so genannte Eversion zu beobachten, was bedeutet, dass der Vorfuss nach aussen abweicht. Daraus ergibt sich das so bezeichnete "too many toes sign", bei dem von rückseitig betrachtet mehr als nur ein bis zwei der kleinen Zehen sichtbar werden und der Innenknöchel durch Herausragen vermehrt prominent wird.

Entsteht ein übermässiger (unphysiologischer) Knickfuss im Kindesalter, kann man oft von einem Ungleichgewicht zwischen Beanspruchung der Füsse und Muskelkraft ausgehen. Leider scheint bei vielen Eltern ein ehrgeiziger Drang zu bestehen, ihren Kindern möglichst früh das Laufen zu lehren. Man sollte deshalb besonders bei übergewichtigen Kindern ein Forcieren des Gehens in geschlossenen Schuhen vermeiden und stattdessen auf eine Stärkung der Muskulatur, speziell der Schienbeinmuskulatur achten.

Da sich die Zugkräfte der Achillessehne hinten und der Sehnenplatte unter dem Fuss ungünstig verändern, entstehen hieraus mit den Jahren oft Probleme mit Fersensporn und Haglundferse.

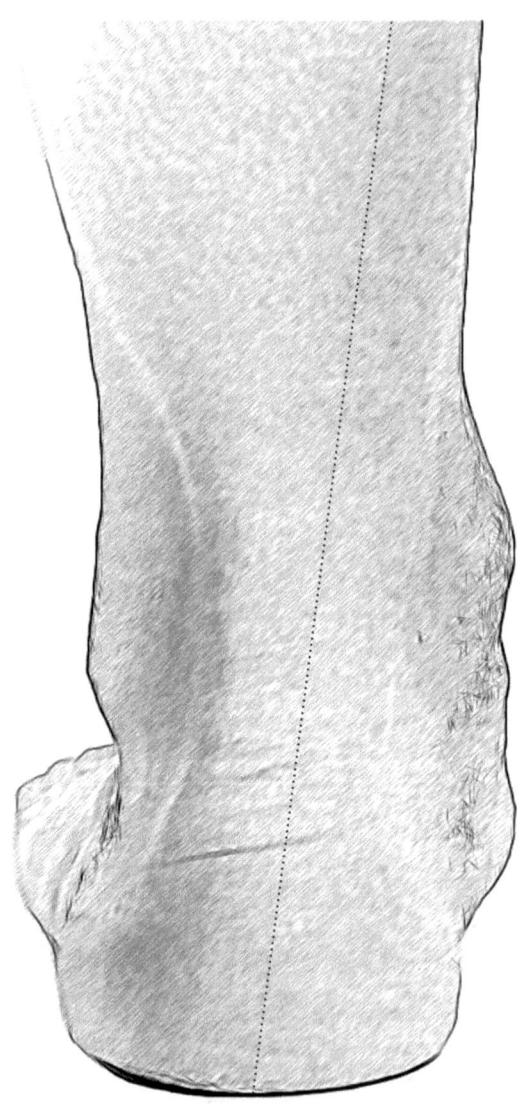

Beim Knickfuss kippt die Ferse zu stark nach innen.

Verschiebt sich das Sprungbein durch die Schrägstellung des Fersen-beins gegenüber dem Unterschenkel nach innen, nähert sich der Fussinnenrand dem Boden und man spricht vom Knicksenkfuss. Eine Kombination, die weit verbreitet vorkommt.

Eine Behandlung mit Einlagen ist problemlos realisierbar, aber nur bei den daraus resultierenden Beschwerden notwendig. Ein mässiger Knickfuss kann durchaus völlig unproblematisch bleiben. Fällt der Knickfuss einseitig verstärkt auf, kann dies die Folge einer, womöglich bereits lange zurückliegenden Bänderverletzung, durch Umkni-ckens des Fusses, sein.

Kontrollieren Sie Ihre Schuhe von hinten. Stellen Sie fest, ob sich durch das Tragen das Oberleder zur Innenseite hin ver-zogen hat und die Schuhe nicht mehr senkrecht dastehen.

Wenn Betreffendes der Fall ist, sollten Sie die Schuhe ausmus-tern, weil diese Ihren Füssen nicht mehr genug Halt geben und dadurch bestehende Knickfüsse noch verstärkt werden.

Hohlfuss

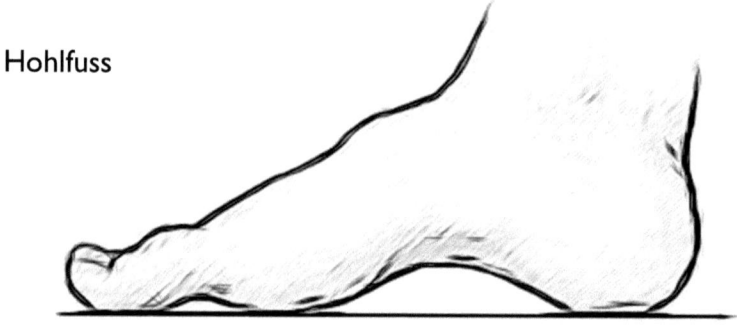

Normalfuss

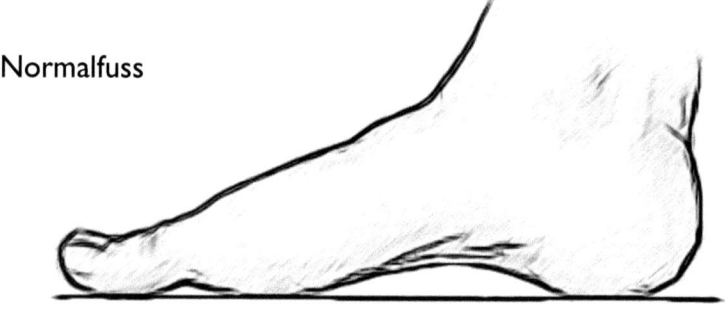

Senkfuss

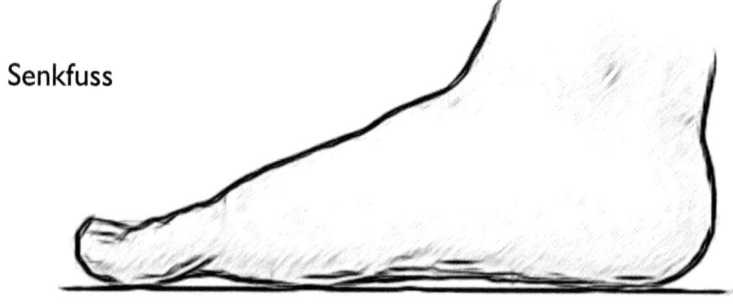

Der Senkfuss

Der Senkfuss ist durch ein Absenken des inneren Längsgewölbes gekennzeichnet. Die Gewölbssenkung ist weniger deutlich ausgeprägt als beim Plattfuss. Typisch für einen nichtkontrakten, beweglichen Senkfuss ist, dass die Absenkung nur in belastetem Zustand sichtbar wird und sich das Längsgewölbe in unbelasteter Form unauffällig zeigt. Eine Verstärkung beobachtet man hingegen im Einbeinstand. Kurzfristig kann die Senkung durch Anspannen der Muskulatur aktiv verbessert werden. Bei flexiblen Deformitäten und frühen Stadien des Senkfusses kann es im Zehenstand zur Aufrichtung der Längswölbung und beim Knicksenkfuss auch zu einer Rezentrierung der Ferse kommen. Auch durch die passive Biegung der Grosszehe nach oben, die zu einer Anspannung der Sehnenplatte führt, lässt sich eine Aufrichtung der Längswölbung erreichen (Jack-Sign).

Betrachtet man die Auftrittsfläche der Fuss-Sohle, kann der Senkfuss anhand einer Verbreiterung im Mittelfuss erkannt werden.

Häufig ist der Senkfuss aufgrund einer dauerhaften Schwäche der Fussmuskulatur entstanden, die normalerweise das Längsgewölbe trägt. Allen voran ist dies der hintere Schienbeinmuskel der, wenn er geschwächt ist, nicht mehr in der Lage ist die innere Längswölbung des Fusses aufrecht zu halten.

Die Absenkung des Längsgewölbes kann auch verstärkt nach intensiverer Belastung auftreten. Sie ist als Zeichen einer Muskel- und Sehnenschwäche zu werten.

Stellen Sie sich ohne Schuhe hin und heben Ihren Körper langsam in den Zehenstand. Darauf senken Sie sich zur Hälfte ab und wiederholen das Ganze einigen Male. Steigern können Sie dieses Training, indem Sie jeweils nur auf einem Fuss stehen (bitte festhalten!).

Stellen Sie nun die Ferse ab und ziehen Sie die Zehen mehrere Male so intensiv Sie können in die Höhe.

Anschliessend versuchen Sie, während Sie ruhig dastehen, die Längsgewölbe der Füsse mehrmals aus eigener Kraft so weit Hochzuziehen wie es geht. Benutzen Sie dazu nur die Unterschenkel und Oberschenkelmuskulatur und lassen die Zehen entspannt.

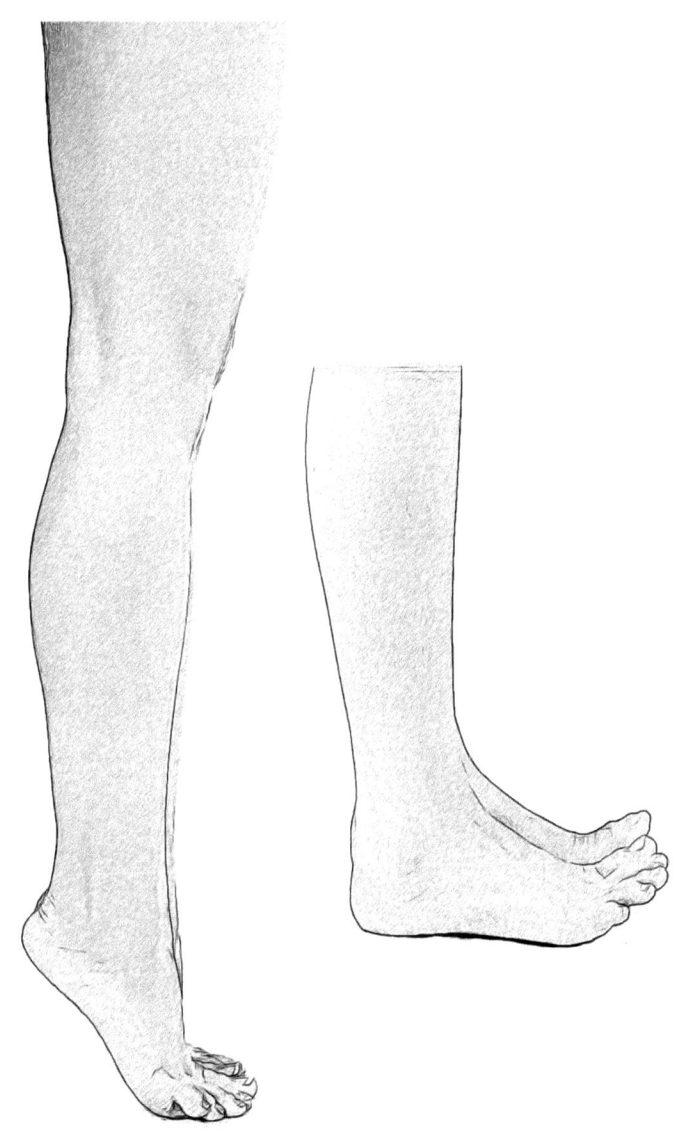

Mit einfachen Übungen stärken Sie Ihre Muskukatur.

Der Plattfuss

Bei weiterem Abflachen der Wölbung kommt es zum Plattfuss, bei dem der Fussinnenrand, durch Verlust der Längsgewölbeausprägung auf dem Boden aufliegt. Der Unterschied zum Senkfuss ist ebenfalls darin sichtbar, dass sich die Gewölbe auch in umbelastetem Zustand kaum erkennen lassen. Der Belastungsdruck liegt auf der gesamten Fuss-Sohle. Vom leichten Senkfuss bis zum ausgeprägten Plattfuss lassen sich vier verschiedene Grade registrieren.

Man unterscheidet zwischen dem angeborenen und dem erworbenen Plattfuss. Der angeborene Plattfuss wird auch als Schaukelfuss oder Tintenlöscherfuss bezeichnet. Die Fuss-Sohle ist konvex geformt, der Vorfuss nach aussen gebogen und der Rückfuss nach innen gedreht. Der erworbene Plattfuss entwickelt sich durch eine ungenügende Funktion von Muskeln und Bändern, die zu einem Einsinken des Fusslängsgewölbes führen. Risikofaktoren sind Übergewicht und eine Vernachlässigung der Unterschenkel- und Fussmuskulatur oder er entsteht als Folge von Band- und Sehnenverletzungen. Häufig ist das Resultat dann im Alter ein unbeweglicher und entzündlicher Plattfuss. Knorpeldegenerationen und arthrotische Reizzustände führen zur Verkürzung von Bändern. In späteren Stadien erfolgt auch eine Verformung der Fussknochen. Die Patienten leiden unter Schmerzen und massiven Bewegungseinschränkungen.

Der Hohlfuss

Ein Hohlfuss ist eine angeborene oder erworbene Fussfehlstellung, bei der die Fusslängswölbung deutlich überhöht ist. Vom äusseren Erscheinungsbild her ist der Hohlfuss sozusagen das Gegenstück zum Plattfuss und durch die verstärkte Wölbung wirkt er verkürzt. Der Fussinnenrand ist unter Belastung mehr als zwei Zentimeter vom Boden abgehoben und in ausgeprägten Fällen kommt eine Abhebung des Fussaussenrandes hinzu.

Im Röntgenbild lässt sich beim Hohlfuss auch eine deutlicher Fersenbeinhochstand feststellen und die grosse Sehnenplatte an der Fuss-Sohle weist eine erhöhte Spannung auf.

Die meisten Hohlfüsse entstehen im Kleinkindalter. Er beruht auf einer gestörten Balance der Muskelkräfte an Fuss und Unterschenkel, welche zu einer Aufsprengung des Fusslängsgewölbes führt. Ein Hohlfuss kann sich auch im Erwachsenenalter entwickeln, Ursache sind dann häufig Erkrankungen der Nerven (z.B. Friedreichsche Ataxie).

Die meisten durch einen Hohlfuss ausgelösten Beschwerden entstehen aufgrund der ungünstigen Kräfteverteilung, die sich auf Ferse und Fussballen konzentrieren. Klassische Probleme sind Fersenschmerzen, die sich nicht nur infolge der erhöhten Druckbelastung, sondern auch durch die vergrösserten Zugkräfte der Sehnen unter und hinter der Ferse manifestieren. Weitere Schwierigkeiten entstehen angesichts einer gesteigerten Belastung unter dem Ballen, die sich als Spreizfussbeschwerden äussern. Unangenehme Schmerzen entstehen auch dann, wenn sich ein ursprünglicher Hohlfuss mit den Jahren absenkt. Diese Entwicklung verursacht ziehende, krampfartige Schmerzen an der Fuss-Sohle und kann nach intensiven sportlichen Tätigkeiten oder aber auch vermehrt während der weiblichen Wechseljahre auftreten.

Ein Hohlfuss ist anfällig für das Übertreten des Fusses beziehungsweise Umknicken nach aussen, welches zu einer weiteren Instabilität durch Bandverletzungen führen kann. Vorsicht ist geboten, da Hohlfüsse im Laufe eines Lebens und auch während eines Tages deutlich in der Länge variieren können. Durch den Druck unseres Körpergewichts flacht das Fussgewölbe ab und Spannkraft wie auch Elastizität lassen nach. Deshalb sollten "Hohlfüssige" neue Schuhe erst gegen Abend anprobieren und mit zunehmendem Alter, wenn nötig ein bis zwei Nummern grösser kaufen.

Ziel einer Hohlfussbehandlung ist das Verteilen der Druckbelastung auf den gesamten Fuss und ein entlastendes Bremsen des Absenkungsprozesses mithilfe von angepassten orthopädischen Einlagen, mit welchen die Beschwerden meist sofort verschwinden. Ein Hohlfuss, der keine Schmerzen auslöst, ist kaum behandlungsbedürftig.

Stellen Sie sich ohne Schuhe auf einen Fuss während Sie das andere Bein anwinkeln. Schliessen Sie nun Ihre Augen und versuchen Sie nicht umzufallen. Damit verbessern Sie die Koordinationsfähigkeit. Wenn Ihnen dies mit der Zeit auf beiden Beinen ohne Weiteres gelingt, steigern Sie die Übung, indem Sie das Ganze auf einem instabilen Untergrund trainieren. Gute Gelegenheiten dafür sind beim Zähneputzen oder beim Telefonieren. Einen instabilen Boden können Sie mit einem zerwühlten Handtuch simulieren oder, wenn Sie im Wald sind, stehen Sie doch einfach auf einen am Boden liegenden Baumstamm. Vorsicht Sturzgefahr!

Der Spreizfuss

Der Grad des Spreizfusses wird laut Lehrbuch, durch den Winkel zwischen dem ersten und fünften Mittelfussknochen definiert, der beim intakten Fuss unter 20° sein sollte. Das damit einhergehende Abschwächen des Quergewölbes führt zu einer überhöhten Beanspruchung der Mittelfussköpfchen zwei bis drei. Im Normalfall

übernimmt, während des
Abrollens, das erste
Mittelfussköpfchen den
Grossteil der Belastung
und die anderen vier
übernehmen gleichmässig
den Rest. Bei einem intensiven Spreizfuss ist aber
die erste Phalanx sogar
erhöht und der Vorfuss
von vorne gesehen

Normalfuss

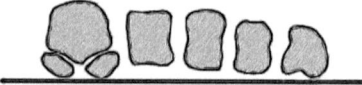

Spreizfuss

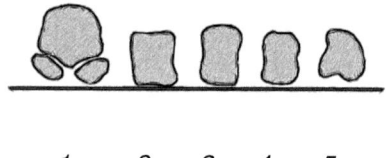

1   2   3   4   5

konkav. Dadurch wird die Hauptbelastung überwiegend von den Mittelfussköpfchen zwei bis vier getragen.

Infolge der Absenkung des Quergewölbes liegen die fünf Grundgelenke nicht mehr auf einer Linie, mit der sie beim Abrollen gleichmässig belastet würden, sondern sind von oben betrachtet in einem leichten Bogen angeordnet. Dies führt dazu, dass vor allem die Grundgelenke der zweiten und dritten Zehe, angesichts des ungünstigen Hebelarms bei jedem Abrollen, unter verstärkten Druck geraten. Durch diese nachteilige Kräfteverteilung entstehen nicht nur Überlastungsschmerzen, so genannte Metatarsalgien, sondern auf Dauer auch Deformationen der Zehen. Dies, weil sich mit der Verschiebung der verschiedenen Knochen einzelne Sehnen verkürzen und damit Veränderungen wie Hallux valgus und Hammer-zehen bewirken können.

Weiche Schuhe lindern zwar den Druckschmerz unter dem Ballen fördern aber das Durchtreten des Quergewölbes zusätzlich, was zu einer Verschlimmerung des Spreizfusses führt. Druckmessungen im Schuh haben uns gezeigt, dass während jedes Abstossvorgangs durch den Vorfuss ein reflexartiges Aufrichten des Quergewölbes erfolgt. Durch das dauerhafte Tragen von Schuhen mit sehr weichen Sohlen verkümmert dieser Reflex und der Spreizfuss verstärkt sich.

In einem solchen Fall ist die bessere Alternative die Unterstützung des Quergewölbes und damit die Entlastung des Ballens durch eine retrocapitale (dahinterliegende) Abstützung. Diese Stütze, in Form einer Pelotte, hebt die mittleren Phalangen tragend an und übt einen entlastenden Druck direkt hinter dem Fussballen aus. Der Muskel-reflex wird dadurch reflektorisch gestärkt. Eine solche Querge-wölbsaufrichtung muss jedoch in Kombination mit einer abgestimm-ten Längsgewölbeunterstützung auf einer Einlage erfolgen, um die Gewölbebalance keinesfalls zu gefährden. Das isolierte Einkleben einer Pelotte in die Schuhe zur Entlastung des Ballens ist nur in Aus-nahmefällen zu empfehlen, da sich das Problem so nur unzureichend lösen lässt. Die anfänglich etwas ungewohnte Wölbung auf der Ein-lage bringt in der Regel eine unmittelbare Verbesserung der Schmerzsituation und wird deshalb meist problemlos akzeptiert.

Tipps

Wiederholen Sie folgende Übungen täglich mehrmals:

* Alle Zehen so weit von sich spreizen, wie es geht.
* Abwechselnd mit dem rechten und linken Fuss, einen auf dem Boden liegenden Gegenstand (z.B. Handtuch oder Bleistift) mit den Zehen greifen und zur Hand führen.
* Zehenspitzen beim Sitzen oder Stehen nach oben ziehen.
* Krabbeln Sie mit den Füssen durch Zehenanziehen im Sitzen langsam nach vorne und zurück.
* Auf einem Stuhl sitzend Beine ausstrecken und Füsse kreisen lassen.
* Mit angehobenen Vorfüssen ein paar Schritte auf den Fersen vor und zurück gehen.
* Die Zehen im Sitzen, durch unter den Stuhl schieben des Fusses, nach unten biegen.
* Mithilfe eines Igelballs die Fuss-Sohlen massieren.
* Vor einen Absatz oder eine Schwelle stellen und die Zehen durch diese nach oben drücken lassen.

Metatarsalgie oder Morton Neuralgie?

Der Ausdruck Metatarsalgie, vom griechischen metatarsus (Mittelfuss) und algos (Schmerz), ist der medizinische Sammelbegriff für alle

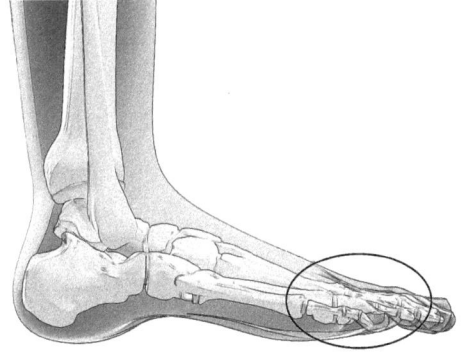

an den Grundgelenken der zweiten bis fünften Zehen auftretenden Schmerzen. Diese kleinen Gelenke, die infolge einer Spreizfussdeformität unter immensen Druckbelastungen stehen, können verschiedene Beschwerden der Weichteile, der Knochen und der Gelenke selber aufweisen. Entzündungen der unterschiedlichen Strukturen treten oft gleichzeitig auf, wie beispielsweise an Nerven, Sehnenscheiden, Gelenkkapseln und Schleimbeuteln.

Eine Metatarsalgie äussert sich anhand von Druckschmerzen besonders beim Abrollen des Fusses mit dünnen harten Sohlen. Sie neigt dazu, chronische Beschwerden zu verursachen und die Betroffenen immer mehr in ihrer Bewegungsfreiheit einzuschränken.

Nebst dem Spreizfuss ist es hauptsächlich die fortschreitende Volumenabnahme der Sohlenfettpolster, durch das jahrelange, dauerhafte Tragen von weichen, geschlossenen Schuhen, welches für die Metatarsalgie verantwortlich ist.

Eine besondere Art der Metatarsalgie ist die Morton Neuralgie. Dies ist eine Erkrankung der peripheren Nerven, bei der diese zwischen den Grundgelenken anschwellen und mit einer knotenartigen Verdickung eine chronische Kompression verursachen. Auch hier ist die Ursache im Spreizfuss zu suchen, infolge dessen die Nervenbahnen, welche die Zehen versorgen, irritiert und regelrecht eingeklemmt werden. Davon betroffen sind meistens die Interdigitalnerven zwischen zweiter, dritter und vierter Zehe.

Betroffene Patienten klagen über unvermittelt auftretende, intensive Schmerzen, die in die Zehen ausstrahlen. Diese Empfindungen treten gehäuft nach einer gewissen Tragedauer bei Wanderschuhen, Skischuhen oder Fahrradschuhen auf. Da solche Schuhe in der Weite kaum nachgeben, dient dieser Schraubstockeffekt als Auslöser für unangenehme Gefühlseindrücke wie Kribbeln, Taubheit, Stechen, Elektrisieren und Warm-Kaltstörungen.

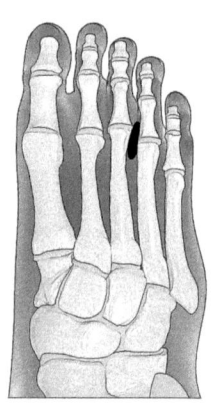

Eingeengter Nerv.

Das sofortige Entledigen der Schuhe mit anschliessendem leichten Massieren der Füsse bringt meist eine rasche Besserung, deren Erfolg nach dem Anziehen der Schuhe jedoch rasch wieder hinfällig wird.

Bei der Behandlung steht das Unterstützen des Quergewölbes, mittels einer angepassten orthopädischen Einlage im Vordergrund, durch welche die betroffenen Nervenbahnen entlastet werden. Zusätzlich müssen im Vorfuss die Scherkräfte nach aussen minimiert werden. Dies erreicht man mit einer so genannten Pronation im Vorfuss, mit der man durch eine Torsion des Fusses die betroffene Stelle entlastet. Dank solchen genau angemessenen Einlagen kann jenes nervige Auslösen der Schmerzen im Vorfuss nahezu völlig verhindert werden. Voraussetzung einer erfolgreichen Einlagenbehandlung ist das Erkennen dieser Neuralgie, welche der Orthopädietechniker mithilfe einer ausführlichen Anamnese erfragt und durch seitliches Zusammendrücken des Vorfusses provozieren kann.

Bei einer Morton Neuralgie ist nicht selten das gesamte Nervenkleid des Betroffenen angeschlagen. Für die Heilung benötigt der Körper vorwiegend Vitamine der B-Gruppe. Ein Supplementieren mit Vitamin-B-Präparaten wie zum Beispiel B-Komplex kann deshalb die Heilbehandlung unterstützen. Lassen Sie sich von einem Apotheker oder Drogisten beraten. Vermeiden Sie mit einer Morton Neuralgie auch unbedingt zu enge Schuhe.

Bei einer <u>akuten</u> Metatarsalgie bringen Schuhe mit einer abgerundeten weichen Sohle, im Sinne von Joggingschuhen eine Erleichterung von den Schmerzen. Damit erreicht man nicht nur eine Druckentlastung durch das weiche Material, sondern auch eine Ruhigstellung des Vorfusses, da der Schuh die Abrollbewegung für den Fuss übernimmt.

Angst vor dem Hallux?

Der Begriff Hallux, den der Volksmund für Beschwerden im Gross-zehengrundgelenk verwendet, bezeichnet auf Lateinisch die Gross-zehe als solche. Damit wird am häufigsten der Hallux valgus, die Abwinklung der ersten Zehe nach aussen, gemeint. Eine Deformität, die hauptsächlich optisch auffällt und längst nicht in allen Fällen Schmerzen verursacht. Als Valgus oder Valgisierung bezeichnet man in der Medizin die Schiefstellung eines Gelenkes über die Mittellinie hinaus nach innen. Das heisst, das Gelenk wandert gegen innen zur Körpermitte und die Zehe zeigt nach aussen, vom Körper weg.

Die Grosszehe ist anfällig für verschiedenartige weitere Erkran-kungen, die meistens gesamthaft als Hallux bezeichnet werden. Ein häufiges Problem ist zum Beispiel die allmähliche Versteifung (Hallux rigidus) und die damit einhergehend überbeinähnliche Ablagerung entlang des Gelenkspaltes (Osteophyt). Diese Vergrösserung des Gelenkes verursacht in den Schuhen ihrerseits einen erhöhten Druck und dadurch oft schmerzhafte Schleimbeutelentzündungen. Schleimbeutel schützen Sehnen an Stellen, an denen sie über den Knochen

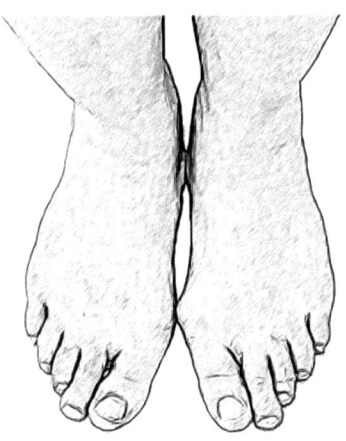

verlaufen, vor Überbelastung. So dienen sie auch am Halluxgrundgelenk als Zug- und Druckpuffer. Sind nun die Knochen durch einen Hallux valgus ungünstig zueinander positioniert, verschieben sich die Sehnen, der Schleimbeutel kann sich entzünden und aufgrund von Flüssigkeitseinlagerung schmerzhaft vergrössern. Ein erhöhter Druck der Schuhe verschlimmert die Situation zusätzlich.

Auch Überbeanspruchungen von Sehnenansätzen und Entzündungen der Gelenkkapsel trifft man häufig an. Mit solchen Symptomen reagiert der Körper auf chronische Reize, die infolge Fehlbelastungen auf das Grosszehengrundgelenk einwirken. Für die Ursache dieser Reize gibt es zahlreiche Erklärungsansätze. Wenn Sie zehn Fuss-Spezialisten nach dem Ursprung des Hallux valgus fragen, erhalten Sie zehn unterschiedliche Antworten.

Ich möchte Ihnen die Wichtigsten erläutern:

Die Schuhtheorie

Dies ist die älteste und beliebteste Erklärung und beruht auf der Annahme, dass die Patienten infolge des Gebrauchs spitziger Schuhe mit hohen Absätzen die Deformation der Grosszehen selber verursachten. Dies kann auch durch zu enge und zu kurze Strümpfe begünstigt werden. Viele Betroffene, insbesondere Männer, trugen aber kaum unpassende Schuhe und Socken, was entschieden gegen diese Theorie spricht. Auffallende Unterschiede zwischen links und rechts, die ich oft beobachte, sprechen ebenfalls gegen eine solche Annahme. Hingegen tritt in Ländern, wo nur fussgerechte Sandalen oder gar keine Schuhe getragen werden, der Hallux valgus deutlich weniger auf. Der weitgehende Verzicht auf Schuhe kräftigt die Fussmuskulatur und erhält die Füsse intakt, weil sich die Grosszehe unbehindert und frei gegenüber den anderen Zehen bewegen kann.

Die Spreizfusstheorie

Unbestritten scheint die Tatsache, dass der Hallux valgus den Spreizfuss bedingt. Bei jedem Hallux valgus liegt ein mehr oder weniger starker Spreizfuss vor, hingegen sind bei vielen Spreizfüssen keinerlei Abwinklungen der Grosszehe, im Sinne eines Hallux valgus, oder Beschwerden im Grosszehengrundgelenk zu beobachten. Die Theorie gründet auf der Tatsache, dass eine Schwächung des Quergewölbes, wie wir sie beim Spreizfuss sehen, eine Spreizung der Mittelfussknochen und eine Verbreiterung des Ballenbereiches verursachen.

Das schwächere Bindegewebe des weiblichen Geschlechts als Ursache für den Spreizfuss, würde auch die deutliche Häufung bei Frauen erklären.

Die Vererbungstheorie

Bei der biologischen Vererbung, als Übertragung von Merkmalen auf die Nachkommenschaft, handelt es sich nicht um die Kopie einer Fehlstellung. Ein Hallux valgus ist deshalb bei Kleinkindern unüblich. Vielmehr wirken die vererbten Voraussetzungen, wie zum Beispiel Bindegewebsschwäche, erhöhter Muskeltonus oder das Längenverhältnis der Knochen, gleich wie bei den Vorfahren und bewirken somit dieselben Folgen. Wir Menschen lernen ausserordentlich viel durch Nachahmung, meist von den Eltern und Geschwistern, was dazu beiträgt, dass Gangbild und Bewegungsmuster ohne genetisches Dazutun an die Kinder weitergegeben werden. Die Vererbung dient uns leider allzu häufig als entschuldigende Erklärung für unsere Fehler und wir schützen uns damit gerne von der Alternative einer aktiven Verhaltensveränderung.

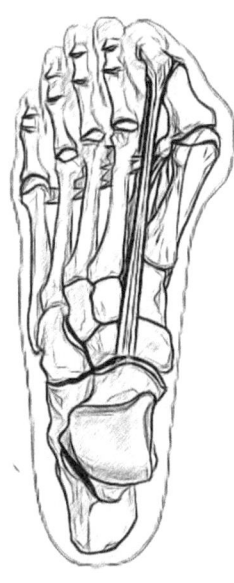

Typischer Hallux valgus.

Die Evolutionstheorie

Bei der menschlichen Entwicklung wurde der Fuss vom Greiforgan zum Grundpfeiler des aufrechten Gangs. Mit der Aufrichtung zum Zweibeiner verlagerte sich der Schwerpunkt weit nach oben. Gleichzeitig verkleinerte sich die Standfläche auf bescheidene zweimal 100 cm². Das Anforderungsprofil an die neuartigen Füsse wurde gewaltig: Standfestigkeit, Gleichgewicht, Stossdämpfung und Agilität.

Diese Entwicklung, bei der sich das Fersenbein aufrichtete und durch die spiralische Verdrehung des Vorfusses die Fussgewölbe gebildet wurden, findet im Kleinen immer wieder aufs Neue statt. Der Babyfuss entwickelt sich während der ersten Lebensjahre zum Fuss, wie wir ihn als Erwachsene kennen, was verblüffend der frühmenschlichen Entwicklung zum aufrechten Gang ähnelt.

Die Entwicklungstheorie gründet auf der Erkenntnis, dass es bis heute eine Schwachstelle in diesem genialen Fuss gibt, der früher einmal ein Greiforgan war: die Verankerung der Grosszehe an der Fusswurzel. Der Greiffuss der Primaten und ersten Menschen glich mehr einer Hand als einem Fuss. Die Basisgelenke der Daumen und eben auch der Grosszehen sind evolutionsgeschichtlich äusserst bewegliche Gelenke. Und genau darin liegt das Problem: Die elastisch-stabilen Verankerungen der Grosszehen an den Fusswurzelknochen sind anfällig für Fehlbelastungen und Deformitäten.

Die Theorie der Rückfussinstabilität

Beim weit verbreiteten Abrollen über Ferse, Vorfuss, Grosszehe, dem so genannten Fersenballengang, beeinflusst die Stellung der Ferse die Belastung auf die Grosszehe enorm stark. Knickt die Ferse nach dem Auftreten nach innen ab, kommt es zum Absinken des Längsgewölbes und zu einer Verschiebung des ersten Mittelfussstrahles. Eine solche ungünstige Kräfteverteilung kann mit der Zeit zum Hallux valgus führen. Eine Bestätigung dieser Theorie findet man da, wo der eine Fuss, infolge einer stärkeren Instabilität, einen ausgeprägteren Hallux valgus aufweist als der andere.

Die Theorie der Spiraldynamik

Diese Vorstellung gründet in der Beobachtung, dass die meisten Strukturen in der Natur dem Prinzip der Spirale folgen, und sieht das Problem im Hüftgelenk, welches nach innen gedreht ist. Infolge einer Muskeldysbalance dreht sich das Kniegelenk spiralförmig nach aussen und der Rückfuss knickt nach innen. Liegt diese Situation vor, kann durch das aktive Drehen des Oberschenkels nach aussen und des Unterschenkels nach innen eine Aufrichtung des Fersenbeins und damit ein Geraderichten der Grosszehe beobachtet werden. Die Therapie besteht darin, ebendiese korrigierende Bewegung über lange Zeit zu trainieren, um eine nachhaltige Besserung zu erhalten.

Die Grosse-Zehe Theorie

Patienten mit Hallux valgus weisen häufig eine lange Grosszehe auf. Das heisst, wenn die Grosszehe kürzer ist als die Zweite, die so genannte griechische Fussform, sinkt die Wahrscheinlichkeit an Halluxbeschwerden zu leiden. Bei der griechischen Fussform ist meist auch der zweite Mittelfussknochen verlängert, was die Belastung von dem ersten Mittelfussgelenk (Halluxgrundgelenk) zum zweiten verlagert und damit entlastet. Verstärkt wird dies noch bei Menschen mit langen Füssen im Verhältnis zu ihrer Körpergrösse.

Dies legt die Schlussfolgerung nahe, dass eine "zu lange" Grosszehe beim Abrollen im Weg steht und hierdurch ein Stolpern begünstigt. Mit der Zeit weicht unter diesen Voraussetzungen die Grosszehe nach aussen weg und verkürzt sich somit relativ. Auch beim Hallux rigidus, wenn die Grosszehe an Beweglichkeit verliert und beim Abrollen nicht mehr genügend nach oben gebogen werden kann (mind. 65°), weicht die Grosszehe allmählich nach aussen. Folge - die Hallux valgus Deformität.

Keine dieser Theorien ist komplett falsch und in jeder steckt Wahrheit. Vielfach wird der Fehler gemacht, eine einzige Ursache als die Richtige identifizieren zu wollen.

Ich finde dies eine falsche Vorgehensweise, da jeder Mensch einzigartig ist und meistens eine individuelle Kombination von mehreren

Auslösern zu den jeweils vorliegenden Folgen führt. Diese Tatsache erschwert natürlich die ursächliche Behandlung enorm, weil es dadurch keine isolierte Empfehlung für alle geben kann.

Beim Hallux valgus rutscht der erste Mittelfussknochen nach innen weg und die beiden kleinen Knöchelchen darunter, die so genannten Sesambeinchen, liegen dadurch verschoben. Wenn nun das eine der beiden Sesambeinchen unterhalb der Crista, der winzigen Leiste die für die räumliche Trennung der beiden Sesambeine verantwortlich ist, zu liegen kommt, entstehen starke Schmerzen beim Abrollen. Die Entzündung unter dem Grosszehengrundgelenk nennt man Sesamoiditis.

Bei Halluxbeschwerden rate ich Ihnen, die Füsse durch einen erfahrenen Orthopädietechniker genau untersuchen zu lassen. Er wird Ihnen eine geeignete Empfehlung geben können, und wenn nötig, mit individuell gefertigten Schuheinlagen gezielt und entlastend auf Ihre Problematik einwirken.

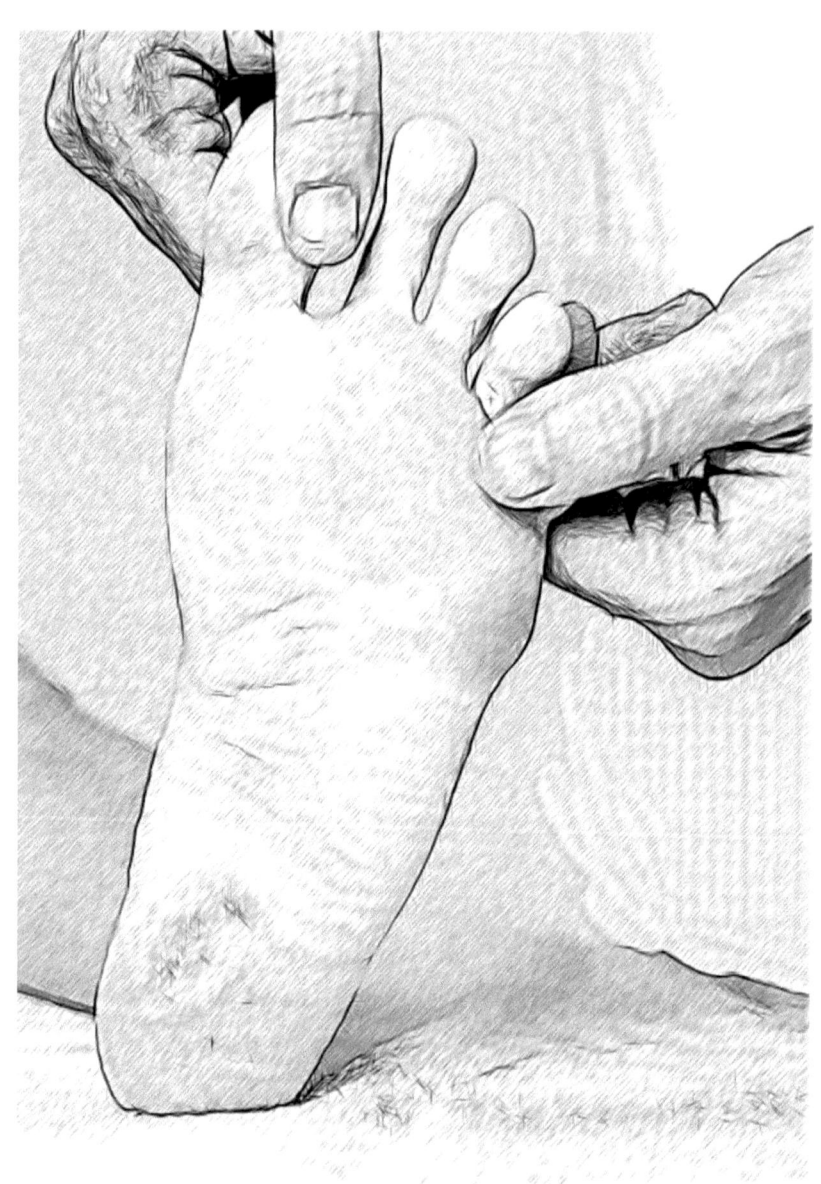

Halten Sie Ihre Grosszehen beweglich.

Ihre Schuhe sollten an der betreffenden Stelle keine unelastischen Nähte aufweisen und der Vorfussverbreiterung Rechnung tragen.

Gewöhnen Sie sich zudem an, regelmässig, am besten täglich, die Grosszehe zu mobilisieren. Sie können das selber tun oder Ihren Partner dazu animieren. Nehmen Sie die Grosszehe in die Hand, ziehen Sie diese leicht aus dem Gelenk und bewegen Sie die Zehe so weit in alle Richtungen, wie es schmerzfrei geht. Lassen Sie sich Zeit für die Übung, führen Sie diese beidseitig aus und Sie werden sofort spüren, wie das Gehen freier wird.

Die Methode des Sensotaping oder kinesiologischen Taping ist in letzter Zeit immer populärer geworden. Die Haut ist das grösste Reflexorgan des Körpers und wird bei dieser Art der Therapie genutzt, um einen sensomotorischen Input zu geben. Das dünne, farbige und elastische Tapeband verbessert die Körperhaltung sowie die Koordination und fördert die physiologischen Bewegungsmuster. Es stimuliert nicht nur die Haut, sondern reflektorisch auch die Muskeln, Sehnen, Gelenkkapseln, Nerven, Organe und das Lymphsystem.

Bei dieser Art des Taping werden also nicht mit Kraft die Gelenke gestützt und gerichtet, statt dessen aber nachhaltig auf die Bewegungsmuster eingewirkt. Das Tape klebt Ihnen Ihr Therapeut oder Sie können es auch selber anbringen. Dies erfordert jedoch grundlegende Kenntnisse und praktische Erfahrungen, die man sich in Kursen oder mit Fachliteratur aneignen kann. Die so angebrachten Tapestreifen werden ein paar Tage auf der Haut belassen, bis sie von selber abfallen, und nach Bedarf wieder erneuert.

Hammer- und Krallenzehen

Diese zwei Arten von Zehendeformitäten können die Zehen zwei bis fünf betreffen, treten jedoch gehäuft an der zweiten und dritten Zehe auf. Wenn sich das Grundglied nach oben und das Mittelglied nach unten wölbt, spricht man von Hammerzehen. Eine Krallenzehe erkennt man an dem nach unten gerichteten Endglied mit Zehennagel. Bei beiden ist eine Überstreckung im Grundgelenk zu beobachten; die Zehen strecken sich also von ihrer Wurzel her zuerst nach oben. Um diese Überstreckung zu kompensieren und die Halt gebende Aufgabe der Zehen zu gewährleisten, ziehen die Zehenbeuger konstant die Mittel- beziehungsweise Endglieder nach unten. Dadurch entwickeln sich mit der Zeit, durch Verkürzung der Beugersehnen, die genannten Deformitäten. Obwohl die Fachliteratur als Grund für die Entstehung dieser Fehlbildungen unbeirrt zu kurze Schuhe oder zu hohe Absätze nennt, ist dies nur in den allerseltensten Fällen zutreffend. Die allermeisten Betroffenen, insbesondere Männer, trugen niemals ebendiese, als Grund genannten Schuhe. Die Häufung beim weiblichen Geschlecht ist auf die unterschiedliche Bindegewebsstruktur gegenüber der bei Männern und dem damit öfteren Auftreten des Spreizfusses zurückzuführen. Vielfach hört man auch die Meinung, dass schlecht haltende Schlappen von den Betroffenen bei jedem Schritt festgehalten werden müssen und dass mit dem Tragen solcher Schuhe Hammerzehen provoziert würden. Auch diese Theorie kann ich nicht teilen, da vieles dagegen spricht.

Bei leichtgradigen Formen bleiben die Zehen beweglich und können von Hand korrigiert werden. Eine Streckung findet auch dann statt, wenn ein Druck mit dem Daumen hinter den Grundgelenken, das Quergewölbe aufrichtet. In solchen Fällen bewirkt eine Einlage, mit einer präzise positionierten Pelotte günstige Erfolge. Die Hauptproblematik dieser ansonsten schmerzlosen Deformität ist die Entstehung von Druckstellen mit Hühneraugenbildung auf der höchsten Stelle der Beugung beziehungsweise bei Krallenzehen auch an der Zehenkuppe und am Nagel.

Nebst dünnen Einlagen steht angepasstes Schuhwerk mit ausreichendem Zehenraum im Vordergrund. Auch eine gezielte Ausbeulung

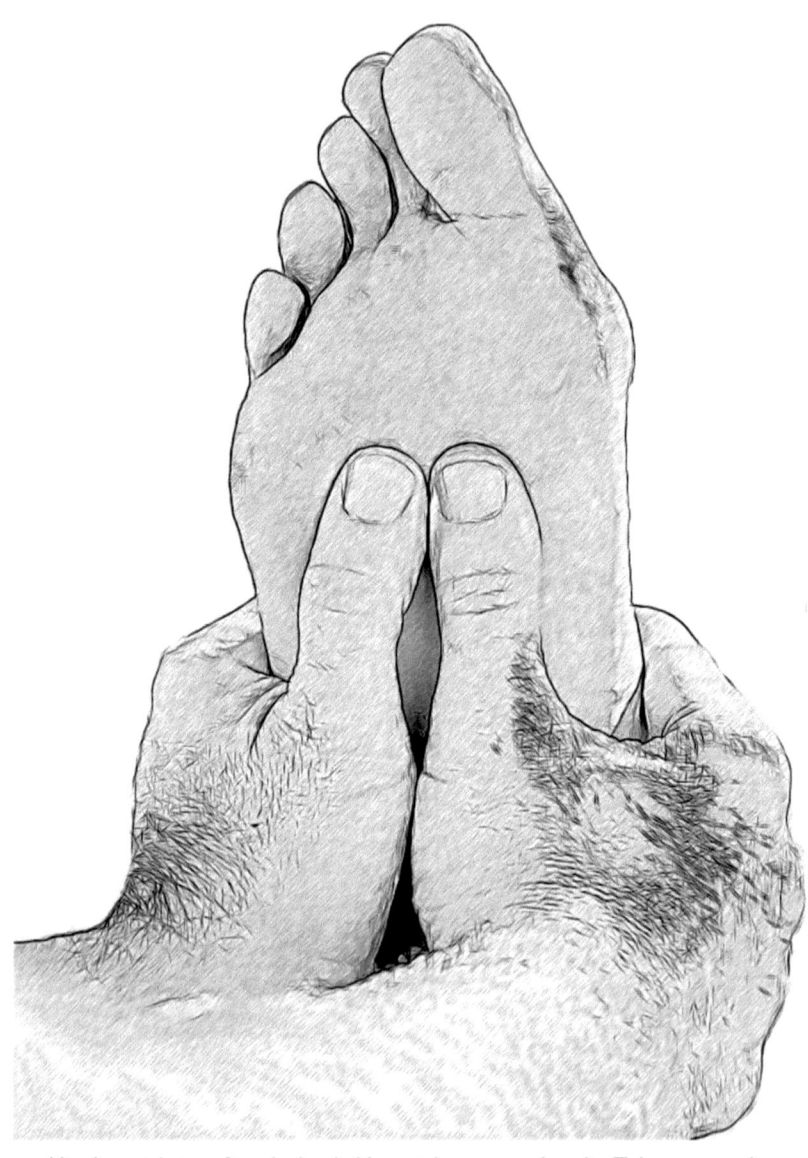

Mit dem richtigen Druck durch Masseinlagen, werden die Zehen gestreckt.

des Schuhobermaterials bringt rasche Linderung. Kleine Hilfsmittel bietet der Handel mit einer Vielzahl von Produkten wie Zehenkappen, Zehenschlauch, Entlastungspolster und Korrekturbandagen an, die aber alle nicht zu überzeugen vermögen.

Halten Sie die Zehen elastisch in dem Sie diese täglich von Hand passiv strecken und damit die verkürzten Strukturen dehnen. Danach versuchen Sie, die Muskulatur so anzusteuern, dass sich die Zehen von selber strecken. Bitte nicht verzweifeln, dies verlangt einiges an Übung und Geduld!

Der Fersensporn

Schmerzen unter und vor der Ferse sind oft das Symptom einer Sehnenentzündung der grossen Sehnenplatte am Ansatz des Fersenbeins. Eine solche Fasciitis plantaris kann Ursache oder Folge eines Fersensporns sein und steht deshalb in Beziehung zu diesem. Schmerzen im Bereich der Ferse werden als Tarsalgie bezeichnet.

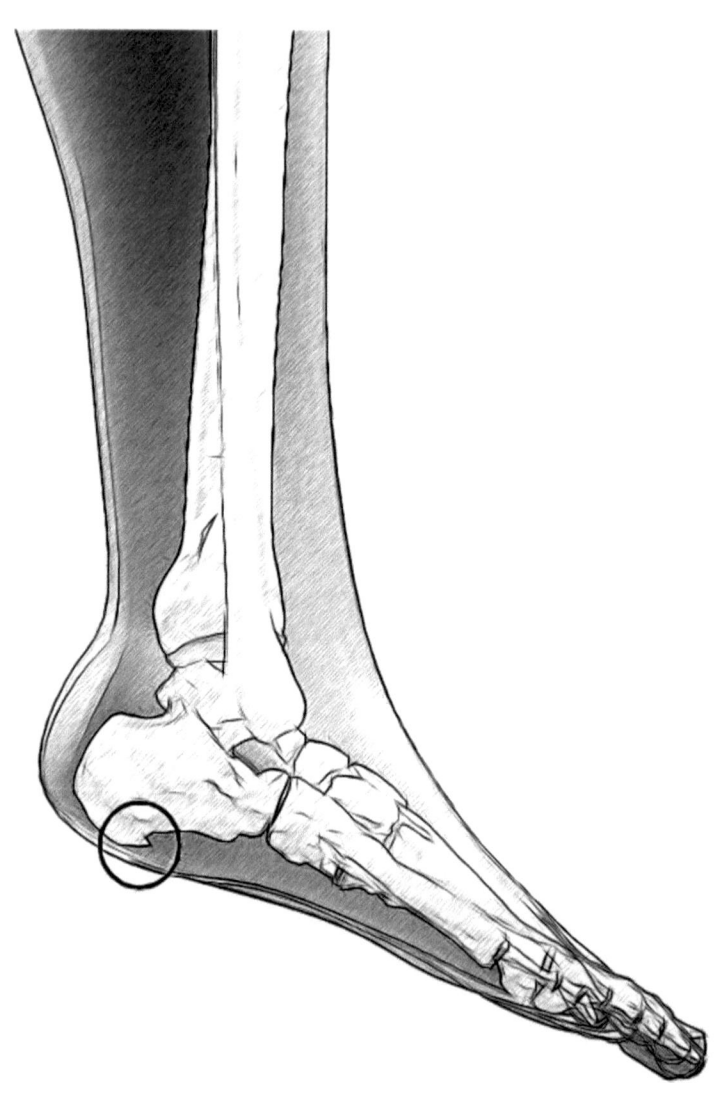

Der Fersensporn kann heftige Schmerzen verursachen.

Der Fersensporn entsteht durch eine dauernde Überbelastung der Sehnenplatte der Fuss-Sohle, die an der unteren Vorderseite des Fersenbeins (grosser Knochen der Ferse) befestigt ist. Das Sehnengewebe reagiert auf zu viel Zug mit der Einlagerung von Mineralien. Die Ansatzstelle der Sehne verhärtet daraufhin und es entsteht am Sehnenende ein knochenähnlicher Fersensporn. Aufgrund permanenter Aktivität und dem vermehrten Druck durch diesen Fremdkörper entzündet sich das umliegende Gewebe im weiteren Verlauf und es entstehen Schmerzen beim Auftreten.

Erhöhte Spannung der Fusssohlensehnen bei Hohlfüssen und das Einknicken bei vorliegenden Knickfüssen begünstigen diesen Vorgang. Sobald die Entzündung des umliegenden Gewebes abklingt, bleibt zwar, der im Röntgenbild erkennbare Fersensporn erhalten, aber ohne Schmerzen. Es verbleibt jedoch die Gefahr, dass die Schmerzen wiederkehren, da sich sowohl die Grundproblematik der Fuss-Stellung kaum selbständig verbessert und sich auch der Fersensporn nur vereinzelt spontan abbaut.

Das Tragen spezieller Masseinlagen, mit angemessener Längsgewölbeabstützung und tropfenförmiger Vertiefung als Entlastung des Sehnenansatzes, ist langfristig die beste Lösung für schmerzfreies Gehen. Beim unwillkürlichen Entlasten der schmerzenden Stelle durch ein leichtes Anheben der Fersen, verkürzt und verhärtet sich die Wadenmuskulatur noch zusätzlich. Aus diesem Grund ist eine Begleitbehandlung mit häufigem passiven Dehnen der Wadenmuskulatur ausserordentlich hilfreich. Da sich die Schmerzen vor allem nach dem Sitzen und beim morgendlichen Aufstehen zeigen, ist zu diesen Zeitpunkten das Dehnen besonders wirkungsvoll.

Um zusätzlich ein Dehnen der Fuss-Sohle zu erreichen, stellen Sie sich dazu vor einen Absatz am Boden, an dem Sie die Zehen hochbiegen können. Anschliessend lehnen Sie sich mit gestrecktem Knie und der Ferse am Boden so weit nach vorne, bis ein schmerzfreies Ziehen an Fuss-Sohle und Wade spürbar wird. Halten Sie diese Stellung für 1-2 Minuten.

Ein altes Hausmittel ist der Kohlwickel. Waschen Sie dazu ein paar der äusseren Blätter eines Kohlkopfs, tupfen Sie diese trocken, und schneiden Sie die dicke Mittelrippe heraus. Walzen Sie nun mit einer Glasflasche oder dem Wallholz die Blätter so lange, bis der Blattsaft auszutreten beginnt. Umwickeln Sie nun den gesamten Fuss grosszügig mit den Kohlblättern, und binden Sie ein Baumwolltuch darüber.

Wenn Sie die Auflage über Nacht einwirken lassen, werden Sie am nächsten Morgen eine deutliche Linderung empfinden.

Fragen Sie Ihren Naturheilpraktiker oder Drogisten nach einer Schüsslersalzanwendung bei Fersenschmerzen. Verschiedene Patienten berichteten von erfreulichen Erfolgen.

Lesen Sie mein Buch "Fersenschmerzen", welches sich intensiv damit befasst und weitere wertvolle Tipps, auch zu dem nächsten Thema, enthält.

Achillessehnenbeschwerden

Zu den Tarsalgien gehören auch die Schmerzsymptome der Achillessehne und die Haglundferse. Überhöhte Zugkräfte beim Ansatz der Sehne an der Ferse führen über längere Zeit zu Entzündungen und Reizzuständen, die so genannte Achillodynie.

Die mechanische Verbindung zwischen einem harten Knochen und einer elastischen Sehne stellt per se eine Schwachstelle dar. Die fingerdicke, äusserst robuste Achillessehne, die enorme Kräfte von der Wadenmuskulatur auf die Füsse bringt, kann mit der Zeit geschwächt werden und anfällig für Verletzungen sein. Stoffwechselstörungen führen zu Ablagerungen von Fetten und Kristallen und verursachen chronische Reizungen des Sehnengewebes.

Bei einer Haglundferse kommt es durch Überbelastung und zusätzlichen Druck seitens der Schuhe, zur Bildung knöcherner Ablagerungen und Schleimbeutelentzündungen am Sehnenansatz. Kippt der Fuss im Sinne eines Knickfusses ein, verstärkt sich die Belastung angesichts dieser ungünstigen Krafteinwirkungen. Vibrationen an der betroffenen Stelle, verursacht durch ungedämpftes hartes Auftreten der Ferse bei jedem Schritt, sind weitere Ursachen für chronische Reizungen. Achillessehnenbeschwerden bei vorliegenden Hohlfüssen kommen häufig vor und gehören zu den unterschätzten Problematiken der Füsse. Ständige Rötung, Überbeinbildung und Schwellung sind die Folgen.

Eine geschwächte Achillessehne kann, infolge Vernarbung nach wiederholten Mikroverletzungen, verdicken und aufgrund eines minimalen Anlasses sogar komplett reissen.

Bei der Behandlung steht eine ursächliche Entlastung im Vordergrund. Mithilfe einer ausführlichen Fussanalyse und der daraus resultierenden Einlagenversorgung wird durch die Reizminderung eine allmähliche Entlastung erreicht.

In akuten Phasen führen das leichte Anheben der Fersen mit schock-

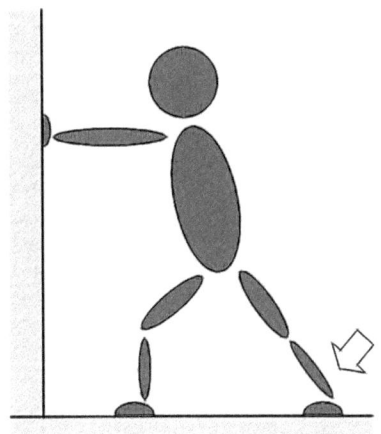

absorbierendem Material und häufiges moderates Dehnen der Wadenmuskulatur zu einer raschen Entspannung. Das Dehnen sollte immer vor Belastungsphasen erfolgen. Zum Beispiel beim Aufstehen oder vor dem Sport.

Wie auch beim Fersensporn können bei chronischen Beschwerden der Achillessehne positive Erfolge mit der Stosswellentherapie erreicht werden. Stosswellen beschleunigen den Heilungsprozess im Körper, die Selbstheilungskräfte kommen in Gang. Der Stoffwechsel verbessert sich, die Durchblutung wird gesteigert, geschädigtes Gewebe regeneriert und heilt aus. Lassen Sie sich von Ihrem Arzt oder einem Therapeuten beraten.

Beckenschiefstand oder Beinlängendifferenz

Als Beinlängendifferenz wird der allfällige Längenunterschied der Beine, also der unteren Extremität von Hüfte bis Fuss bezeichnet. Kleinere Unterschiede sind fast nie behandlungsbedürftig, denn die meisten Menschen weisen geringe Beinlängendifferenzen auf. Erst ab einer Differenz von 5-6 mm oder wenn Beschwerden auftreten, sollte eine Therapie erwogen werden. Beinlängendifferenzen bei Kindern müssen beobachtet und unter Umständen chirurgisch behandelt werden, weil diese sich allenfalls im Laufe des weiteren Wachstums verstärken, aber dadurch auch ausgleichen lassen. In solchen Fällen wird das Wachstum im längeren Bein gestoppt, sodass die Länge sich ausgleichen kann.

Beinlängendifferenzen entstehen durch unterschiedliches Knochenwachstum der langen Röhrenknochen in den Beinen, in der Folge von Knochenbrüchen oder aufgrund von Wachstumsstörungen. Nebst unterschiedlich ausgebildeten Hüftgelenken führen auch einseitige Winkelfehlstellungen in den Knien und Fussgelenken zu relativen Beinlängenunterschieden. Bei Letzteren kann ein Ausgleich auch mit stützenden Fusseinlagen herbeigeführt werden. Es kann nur bedingt von einem Beckenschiefstand auf eine Beinlängendifferenz geschlossen werden, da häufig auch funktionelle Beckenschiefstände kombiniert mit Beinlängenverkürzungen vorliegen.

In vielen Fällen verursachen Beinlängendifferenzen noch zusätzliche Verspannungen im Becken, was zur Verstärkung des Beckenschiefstandes führt. Aus diesem Grund und weil der Körper kleine Asymmetrien mühelos selber ausgleichen kann, empfiehlt sich eine Differenz nur teilweise mit Schuheinlagen und Schuherhöhungen auszugleichen. Die Kompensationsfähigkeit des Körpers nimmt mit zunehmendem Alter ab und so können Beinlängendifferenzen nach vielen Jahren unvermittelt zu Beschwerden führen. Wenn eine genetische Neigung zu frühzeitiger Arthrose und Knorpeldegenerationen vorliegt, äussern sich Beinlängenunterschiede oft auch in einer einseitig verstärkten Hüftgelenksarthrose. Bei einer deutlichen Beinlängendifferenz wird das längere Bein beim Gehen intensiver belastet. Bei jedem Schritt muss der Betroffene "über" das hochgewachsenere Bein steigen, was zu einem höheren Druck im Hüftgelenk führt und über viele Jahre einen einseitigen Knorpelabbau bewirken kann.

So kann bei einer einseitig auffälligen Hüftgelenksarthrose nicht selten eine lang bestehende Beinlängendifferenz entdeckt werden, wenn es gewissermassen schon zu spät ist. Vorbeugen ist deshalb, mit einfachen Mitteln wie einem teilweisen Ausgleich durch eine Einlage, absolut empfehlenswert.

Eine Beinlängendifferenz, die über viele Jahre den Patienten begleitet hat, wird im Gegensatz zu einer plötzlichen Veränderung, zum Bei-

spiel infolge eines Gelenkersatzes oder nach schweren Knochenbrüchen, vom Patienten kaum bemerkt. Bei einer postoperativen Veränderung ist jedoch eine Kompensation durch den Betroffenen nur
mit Mühe zu bewerkstelligen, was unweigerlich zu einem hinkenden
Gangbild führt.

Deshalb muss beim Ausgleich von länger bestehenden Beinlängendifferenzen wesentlich behutsamer vorgegangen werden, als nach
Operationen. Dies geschieht meistens schrittweise mit einer Schuh-
einlage bis zu einem Ausgleich von etwa der Hälfte des effektiven
Unterschiedes. Eine einfache Richtlinie besagt, dass eine Beinlängendifferenz bis zu 10 mm im Schuh, also mit einer Einlage, ausgeglichen
werden kann. Was darüber hinaus geht, sollte am Schuh, also mit
einer einseitigen Schuherhöhung, behandelt werden oder als Kombination beider Methoden. Diese Richtlinie ist natürlich enorm vom
Schuhtyp abhängig und es kann zu deutlichen Abweichungen von
dieser Regel kommen. Ein Arbeits- oder Wanderschuh kann auch
Einlagen mit 15 mm Fersendicke oder mehr aufnehmen.

Abschliessend möchte ich nochmals betonen, dass ein Beckenschiefstand und eine potenziell dafür verantwortliche Beinlängendifferenz
betreffend Behandlungsart und -ausmass in jedem Fall individuell
begutachtet und besprochen werden müssen.

Eine Beinlängendifferenz wird erst richtig problematisch, wenn Sie sich nur auf ausgeebneten, planen Böden bewegen. Das Bestreben, alle Untergründe möglichst waagrecht zu bauen führt dazu, dass wir uns mit einem kürzeren Bein den ganzen Tag in der exakt gleichen, schiefen Position befinden, und sich somit die Belastung konzentriert. Ich empfehle Ihnen sich nach Möglichkeit viel auf unebenem Gelände zu bewegen, zum Beispiel bei einem Waldspaziergang.

Weitere Fussleiden
Hühnerauge oder Dornwarze

Eine Dornwarze erkennt man an einer klar begrenzten Verhornung mit bräunlichen oder schwarzen Punkten an der Fusssohle. Sie wachsen dornenartig in die Tiefe, wodurch beim Gehen und Laufen heftige Schmerzen entstehen können. Der Dorn drückt dabei auf Nervenfasern, die Schmerzimpulse aussenden.

Hühneraugen entstehen durch Druckstellen an den Füssen. Zunächst versucht sich die Haut gegen den Druck zu schützen und bildet eine, leicht gewölbte Hornschicht, von etwa 3-5 mm Durchmesser. Hält der Druck an, wächst ein Hautkegel pyramidenförmig in die Tiefe der Haut, welcher im Zentrum meist einen gelblich durchscheinenden harten Hornkeil aufweist. Diese Verhornung wirkt wie ein Fremdkörper und verursacht Reizungen und Entzündungen des umliegenden Hautgewebes.

Während Dornwarzen an Orten auftreten, an denen das Hautgewebe schlecht durchblutet und geschwächt ist, bevorzugen Hühneraugen Stellen, die dauernd, infolge Reibung und Quetschung, zum Beispiel durch die Schuhe, gereizt werden. Typischerweise entwickeln sich Hühneraugen in den Zehenzwischenräumen, auf den Zehen, auf der Aussenseite der Kleinzehe und unter dem Fussballen. Dornwarzen werden von Virusinfektionen begleitet, dagegen entstehen Hühneraugen ausschliesslich aufgrund der punktuellen Belastung der Haut. Um Hühneraugen und Dornwarzen zu entfernen, ist von ätzenden Tinkturen oder Pflastern mit Salicylsäure abzuraten, da nämlich oft die Substanzen, welche die verdickten Hautschichten lösen sollen, auf die gesunde Haut gelangen und ein zu grossflächiges Areal verletzen und schwächen.

Naturheilkundler empfehlen zum Beispiel Teebaumöl und Apfelessig, da diese die Aufweichung der Hautverdickungen fördern. Am wirkungsvollsten werden Hühneraugen von einer Podologin entfernt. Gleichzeitig sollten Sie die Ursachen mit Einlagen und fussgerechten Schuhen minimieren.

Schwielige Fuss-Sohlen und rissige Fersen

Die vom Volksmund oft als Hornhaut (die Hornhaut befindet sich genau genommen im Auge) bezeichnete schrundige Verhornung der äusseren Hautschicht kann im Übermass Probleme verursachen.

Mit der Verhornung schützt sich der Körper, durch Ablagerung von überschüssigen Hautzellen, vor erhöhten Druckbelastungen. Kommt noch eine trockene Haut dazu, verliert die Haut die nötige Elastizität und es entstehen Risse. Infolge der intensiven Verhornung versorgt der Körper die äusseren Bereiche der Fersenhaut nicht ausreichend mit Nährstoffen, Fetten und Feuchtigkeit.

Es empfiehlt sich, die abgestorbenen Hautzellen regelmässig zu entfernen. Achten Sie darauf nicht zu viel abzurubbeln und sich nicht zu verletzen. Am besten wenn Sie vor oder während dem Duschen die Bereiche mit einem Bimsstein schrubben. Bei rissigen Fersen empfehle ich Ihnen, auf der noch feuchten Haut, eine Fussmassage mit Sesamöl oder Calendulaöl durchzuführen. Falls Sie zu Entzündungen der Hautrisse neigen, sollten Sie ein paar Tropfen Teebaumöl dem Massageöl zusetzen. Beachten Sie die Rutschgefahr nach dem Einölen der Füsse!

Trockene Haut kann auch auf eine mangelnde Versorgung mit Vitamin E und Omega-3-Fettsäuren hinweisen. Achten Sie deshalb auf Hochwertige kalt gepresste Öle in Ihrer Nahrung mit viel frischem Gemüse und Nüssen.

Gönnen Sie sich von Zeit zu Zeit eine professionelle medizinische Fusspflege bei einer ausgebildeten Podologin - Ihre Füsse verdienen es!

Schneiderballen (Digitus quintus varus)

Der Schneiderballen ist das, bei der kleinen Zehe befindliche, Gegenstück zum Hallux valgus. Die den beiden als Ursache gemeinsame Vorfussschwächung bewirkt, dass sich das Grundgelenk der Kleinzehe nach aussen verschiebt und der fünfte Mittelfussknochen in der Längsachse kippt. Die prominente Hervorhebung verursacht in den Schuhen massiven punktuellen Druck auf das kleine Gelenk. Liegt gleichzeitig ein Hallux valgus vor, wird der Fuss noch mehr nach aussen gedrückt und eine schmerzhafte entzündliche Rötung entsteht. Nebst der ursächlichen Entlastung durch Einlagen muss vor allem auf genügend weites Schuhwerk geachtet und gegebenenfalls mit ausbeulen des Leders nachgeholfen werden.

Eingewachsene Zehennägel

Diese Besonderheit betrifft vor allem die Grosszehe. Je nach Form und Belastung der Grosszehe kann sich der Nagel ausgeprägt wölben. In solchen Fällen ist es von grosser Bedeutung die Nägel häufig und korrekt zu schneiden. Der Nagel muss kurz gehalten werden, damit der Druck des Schuhs minimal bleibt. Ebenso massgeblich ist es, den Nagel nicht so kurz zu schneiden, dass er seitlich ins Fleisch wachsen kann. Die Ecken dürfen aus diesem Grunde auch nicht rund geschnitten oder gefeilt werden. Professionelle Hilfe durch eine Podologin und gegebenenfalls der Einsatz einer Nagelspange sind besonders bei schweren Fällen zu empfehlen. Eingewachsene Nägel, im Frühstadium einer Entzündung, können mittels Unterziehens eines ca. 10 mm breiten desinfizierenden Gazestreifens unter die gesamte Nagelbreite behandelt werden.

Reichen diese Massnahmen nicht und es kommt zusätzlich zu einer schmerzhaften Infektion, muss man eine Operation in Betracht ziehen, bei der man den Nagel verschmälert und damit die Gefahr des Einwachsens bannt.

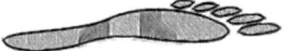

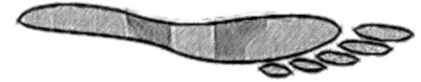

Ermüdungsbruch

Bei einem Ermüdungsbruch oder einer Stressfraktur handelt es sich um einen teilweisen oder kompletten Mittelfussknochenbruch, der nicht durch eine einzelne Gewalteinwirkung entstanden ist, sondern infolge eines immer wiederkehrenden mechanischen Stresses. Ursprünglich bekannt bei Soldaten und als Marschfraktur bezeichnet, trifft man sie heutzutage oft im Laufsport an. Die Knochen sind normalerweise in der Lage sich an steigende Belastungen anzupassen, geschieht dies zu rasch, durch übersteigertes Training und Wettkämpfe, können die langen dünnen Röhrenknochen im Mittelfuss spontan brechen. Auch bei schwindender Knochendichte, infolge Osteoporose kommt es nicht selten zu solchen Brüchen. Begleitet von einer Schwellung und zunehmenden Schmerzen, entwickelt sich, bei anhaltender Belastung, aus einem kleinen Knochenriss die Stressfraktur. Oft werden die Anfangsschmerzen nicht ernst genommen und es kommt zu einer verpassten Diagnose, die überdies im Röntgenbild nur schwer zu erkennen ist.

Ein Fussgips ist bei der Behandlung nicht zu empfehlen, da eine Ruhigstellung durch die parallele Lage der anderen Mittelfussknochen, zusammen mit steifen Schuhen genügt. Wahlweise kann ein unflexibler Wanderschuh getragen werden, oder es empfiehlt sich ein leichterer Schuh, in den man sich vom Orthopädietechniker eine steife Karbonsohle einpassen lässt. Eine solche dünne Einlegesohle kann nach erfolgter Heilung wieder entfernt werden. Bedingung ist in jedem Fall ein Schuh mit runder Laufsohle (z.B. Joggingschuh), welcher die Abrollbewegung übernimmt, die vom Fuss nicht mehr ausgeführt werden sollte.

Fusshöcker (Silfverskjöld-Exostose)

Der, je nach Fussbekleidung, massiv störende Höcker auf dem Fussrist ist eine knöcherne Aufreibung (Überbein) an den Fusswurzelgelenken, die von einer Weichteilschwellung (z.B. Schleimbeutelentzündung) begleitet werden kann.

Grund für diese eher seltene Erscheinung ist eine Instabilität der Fusswurzelknochen und die daraus resultierende Arthrose. Anfällig dafür sind starke Hohlfüsse, die sich mit den Jahren absenken und dadurch das Problem verstärken oder ausgeprägte Senkfüsse als Spätfolge. Bei der Behandlung steht die Wahl der Schuhe, die keinen zusätzlichen Druck an der fraglichen Stelle erzeugen sollten und die unterstützende Versorgung mit Einlagen im Vordergrund.

Der diabetische Fuss

Diabetes mellitus oder Zuckerkrankheit, wie sie oftmals genannt wird, verursacht eine Reihe von Folgeschäden. Eine der häufigsten, weil vielmals unterschätzt, ist der diabetische Fuss. Bei dieser Folgeerkrankung ist es die ungünstige Kombination von Neuropathie (Gefühlseinschränkung) und Durchblutungsstörung, welche zu verheerenden Schäden führen kann.

10 % der Diabetiker in der Schweiz erleiden ein Ulkus (Geschwür), zwei Drittel davon müssen amputiert werden, 85 % aller Unterschenkelamputationen geht ein Fussulkus voraus, 50 % aller voramputierter werden innerhalb von fünf Jahren erneut amputiert, häufig auch an der Gegenseite, nur 25-50 % aller amputierten Diabetiker überleben die nächsten drei Jahre. Bei einer repräsentativen Umfrage gaben Schweizer Diabetespatienten unter anderem an, dass bei 42 % von ihnen keine Fussuntersuchungen durchgeführt werden, obwohl zahlreiche Studien zeigen, dass die Hälfte der offenen Füsse durch Schulung und Prophylaxe vermeidbar wären.

Eine Druckstelle verursacht unter der Haut eine kaum sichtbare Blutung, die sich anhand der diabetischen Erkrankung fast gar nicht mehr erholt und überhaupt nicht als schmerzhaft empfunden wird. Bricht die Haut schlussendlich auf entsteht ein Ulkus das man nur mit Mühe zum Ausheilen bringen kann und das oft infektiös wird.

Zu der Prophylaxe zählen spezielle Diabetikerschuhe ohne Nähte und Druckstellen, weiche bettende Einlagen nach Mass sowie regelmässige Kontrollen durch eine medizinische Fusspflege (Podologie).

Kontrollieren Sie als Diabetiker jeden Tag Ihre Füsse mit einem Spiegel auch von unten und pflegen Sie diese mit einer nährenden Pflegecreme. Seien Sie misstrauisch und zeigen Sie Ihre Füsse bei sämtlichen Unsicherheiten unverzüglich einer Fachperson.

Venenleiden

Studien ergaben, dass bis zu 80 % der erwachsenen Bevölkerung an Krampfadern (Varizen) leiden. Mit zunehmendem Alter steigt das Risiko, an einer Unterfunktion der Venen zu erkranken. Nebst ziehenden Schmerzen und ruhelosen Beinen sind vor allem offene Beine, so genannte Ulcera cruris, gefürchtete Langzeitfolge ungenügend behandelter Varizen.

Als ursächliche Faktoren kommen Bewegungsmangel, langes Sitzen, dauerndes Stehen, das Tragen falscher Kleidung und ungünstigen Schuhwerks, sowie Übergewicht und häufige Schwangerschaften in Betracht. Auch eine erblich bedingte Bindegewebsschwäche gehört zu den ungünstigen Voraussetzungen. Dabei verlieren die Venen ihre elastische Eigenschaft, was zu einer Aufweitung im Sinne einer Krampfader führt, wodurch die kleinen Venenklappen nicht mehr in der Lage sind, das Blut vor dem Zurückfliessen zu hindern. Dadurch wird das Blut in den Füssen und Beinen ungenügend ausgetauscht, was eine mangelnde Versorgung des Gewebes zur Folge hat.

Zur Behandlung und Vorbeugung ist in erster Linie die Stärkung der Venen-Muskelpumpe zu erwähnen, welche durch viel Bewegung, gerade auch barfuss, trainiert werden kann. In Phasen in denen wir aufgrund von Beruf (Sitzen, Stehen) und Verkehr (Fliegen, Auto-fahren) zu Passivität gezwungen sind, leisten Stütz- und Kompres-sionsstrümpfe in verschiedenen Kompressionsstärken nützliche Dienste.

Radfahren: Diese Übung machen Sie in der Rückenlage. Legen Sie die Arme neben den Rumpf. Fahren Sie nun mit den Beinen in der Luft Fahrrad. Ziehen Sie jeweils die Knie so weit wie machbar an die Brust heran, und strecken Sie danach die Beine so weit wie möglich wieder nach oben. Fahren Sie mehrmals 20 bis 30 Sekunden "Luftfahrrad".

Zu den bekanntesten und effektivsten Behandlungsmitteln gehören die Extrakte aus Rosskastanien, rotem Weinlaub und Pinienrinde, deren Wirkung in klinischen Studien belegt wurde. Die pflanzlichen Extrakte dichten die Venenwände ab und verhindern den Wasseraustritt ins umliegende Gewebe. So schützen sie vor Wassereinlagerungen, so genannten Ödemen. Sie stabilisieren das Venengerüst, ziehen die Venen zusammen und fördern die Durchblutung. Damit sie Erfolg zeigen, müssen die Wirkstoffe in ausreichend hoher Dosierung innerlich und äusserlich und über mehrere Wochen angewendet werden. Lassen Sie sich in der Apotheke beraten.

Arthrose

Arthrose, als eine der häufigsten Arztdiagnosen, wird leider oft als unwiderrufliche Konsequenz des Alterns hingenommen. Die Behandlung beschränkt sich dann auch lediglich auf Schmerzlinderung und ein ganzheitlicher Betrachtungswinkel wird allzu oft vernachlässigt. Heute wird erschreckend schnell zum Skalpell gegriffen und häufig Hüftgelenke sowie inzwischen auch Kniegelenke, ohne gebührende Würdigung alternativer Behandlungsmethoden, ersetzt. Jeder Gelenksersatz, den man durchführt, weil man kann und nicht weil man muss, sollte Anlass zum Nachdenken geben, da eine solche Operation immer ein gewisses Risiko, Schmerzen und Komplikationen mit sich bringen kann.

Die Abnahme der Knorpeldicke und die zunehmende Schädigung des Knorpelüberzugs eines Gelenks werden als Arthrose bezeichnet. Diesbezüglich geht man im Allgemeinen von einer degenerativen Gelenkserkrankung aus, die im Volksmund in der Regel "Abnutzung" genannt wird. Dies legt die Vermutung nahe, dass aktive und sportliche Menschen viel häufiger an Arthrose erkranken müssten als solche, die ihre Gelenke schonen. Weit gefehlt!

Das Wachstum der Knorpelzellen, die mehrheitlich aus Eiweissen bestehen, erfolgt durch die Knorpelhaut, dem bindegewebigen Überzug des Knorpels. Von aussen werden neue Zellen gebildet, die in das Knorpelgewebe einwandern. Die Gelenkschmiere besteht ebenfalls in der Hauptsache aus Proteinen, deren Konsistenz der des Hühnereiweisses ähnlich ist.

Im Knorpel selbst befinden sich keine Blutgefässe. Aus diesem Grund müssen alle Nährstoffe durch die Knorpelhaut und die Gelenkflüssigkeit in das Gewebe eingeschleust werden.

Wird der Knorpel nicht ausreichend ernährt, kommt es zur Unterversorgung und Rückbildung der Knorpelzellen. Für die Erneuerung des Knorpels und der lebenden Knochenteile sind beim Erwachsenen ungefähr zwei Jahre notwendig. Somit baut sich der Knorpel unter gewissen Umständen schneller ab, als er erneuert wird. Die Knorpelpartikel, welche durch den Abrieb entstehen, lösen meist eine Schleimhautentzündung (Synovialitis/Synovitis) des Gelenkes aus, was heftige Schmerzen verursacht.

Wenn ein Gelenk zu wenig bewegt oder falsch belastet wird, kommen die Produktion und der konstante Fluss der Gelenkschmiere ins Stocken. Dadurch kann die notwendige Versorgung des Gelenkknorpels nicht mehr ausreichend erfolgen.

Bei einer Unterversorgung mit Nährstoffen wird der Knorpel dünn und brüchig. Die Folge ist, dass unsere Gelenke steif werden und es zu Schmerzen und einer Entzündung kommt.

Mit diesem Verständnis ist es an sich logisch, dass man seinem Körper die notwendigen Nährstoffe zuführen muss, damit er sich wieder regenerieren kann. Ausserdem benötigt der Körper ausreichende Bewegung, im Zuge deren die Nährstoffe auch dorthin gelangen, wo sie hingehören, nämlich in die Gelenke.

Im Vergleich dazu ergaben Untersuchungen, dass Patienten, deren Ernährung auf so genannte basische Nahrungsmittel umgestellt wurde, eine nachhaltige Linderung der Arthrosesymptome feststellten. Demnach spielen, nebst einseitiger Belastung und verminderter Nährstoffversorgung, auch die "Verschlackung" der Gelenke mit Stoffewechselabbauprodukten eine massgebende Rolle.

Fazit: Regelmässige Bewegung durch sportliche Aktivitäten, gepaart mit einer gesunden Ernährung, bei der man weitgehend auf Säure bildende Nahrungsmittel wie zum Beispiel Kaffee, Milch, Zucker, Weissmehl und Fleisch in grossen Mengen verzichtet, senkt das Risiko an Arthrose zu erkranken signifikant. Die Füsse regelmässig und auch ohne Schuhe zu bewegen, führt zu einer gesteigerten Ausscheidung von Stoffwechselabbauprodukten, die sonst zu Arthritis und Arthrose beitragen, und versorgt den Knorpel mit Nährstoffen. Die immer häufiger angewandte Alternative dazu ist die "Ersatzteilchirurgie", deren Sinn und Unsinn, im Konsens stetig steigender Krankheitskosten, jeder selber beurteilen mag.

Gönnen Sie sich von Zeit zu Zeit ein Fussbad. Vergessen Sie Eisbeutel und Kühlpacks, für die Füsse gibt es nichts Besseres als ein wohltuendes Bad. Sie profitieren dadurch vom Vorteil einer gleichmässigen Temperatureinwirkung, Wirkstoffe dringen leicht in die Haut ein, Schadstoffe können austreten und Sie werden zu einer erholenden Pause gezwungen. Nehmen Sie ein Becken, in dem die Füsse genügend Platz finden und das

Wasser bis über die Knöchel reicht. Verbessern Sie die Wirkung indem Sie den Boden des Beckens mit Steinen belegen. Dadurch werden Ihre Füsse zusätzlich durch sensorische Reize stimuliert. Das Wasser sollte zwischen 18° und 38 °C liegen und das Fussbad sollte mindestens 30 Minuten dauern. Danach die noch feuchten Füsse mit einem hochwertigen Öl (Jojoba, Mandel, Oliven) versetzt mit ein paar Tropfen eines ätherischen Öls sparsam einreiben.

Badezusätze (natürliche, ätherische Öle, Teeaufguss)

- Zur Entgiftung und Entsäuerung: Basisches Fussbad aus dem Handel oder Natron
- Bei geschwollenen/schweren Füssen: Meersalz, Rosskastanien, Wallwurz (Beinwell)
- Bei heissen Füssen: Pfefferminze, Zitronenschale
- Bei kalten Füssen: Rosmarin, Kiefer, Eukalyptus
- Bei trockenen/rissigen Füssen: Kamille, Schafgarbe, Rosmarin
- Bei Schweissfüssen/Fussgeruch: Weidenrinde, Thymian, Salbei
- Bei Fusspilz/Nagelpilz: Weidenrinde, Eichenrinde, Teebaum, Schwarztee
- Bei Schmerzen: Teebaum, Arnika, Heublumen, Rosmarin, Lavendel, Melisse, Weidenrinde

Trinken Sie ausreichend Wasser oder ungesüssten Tee!

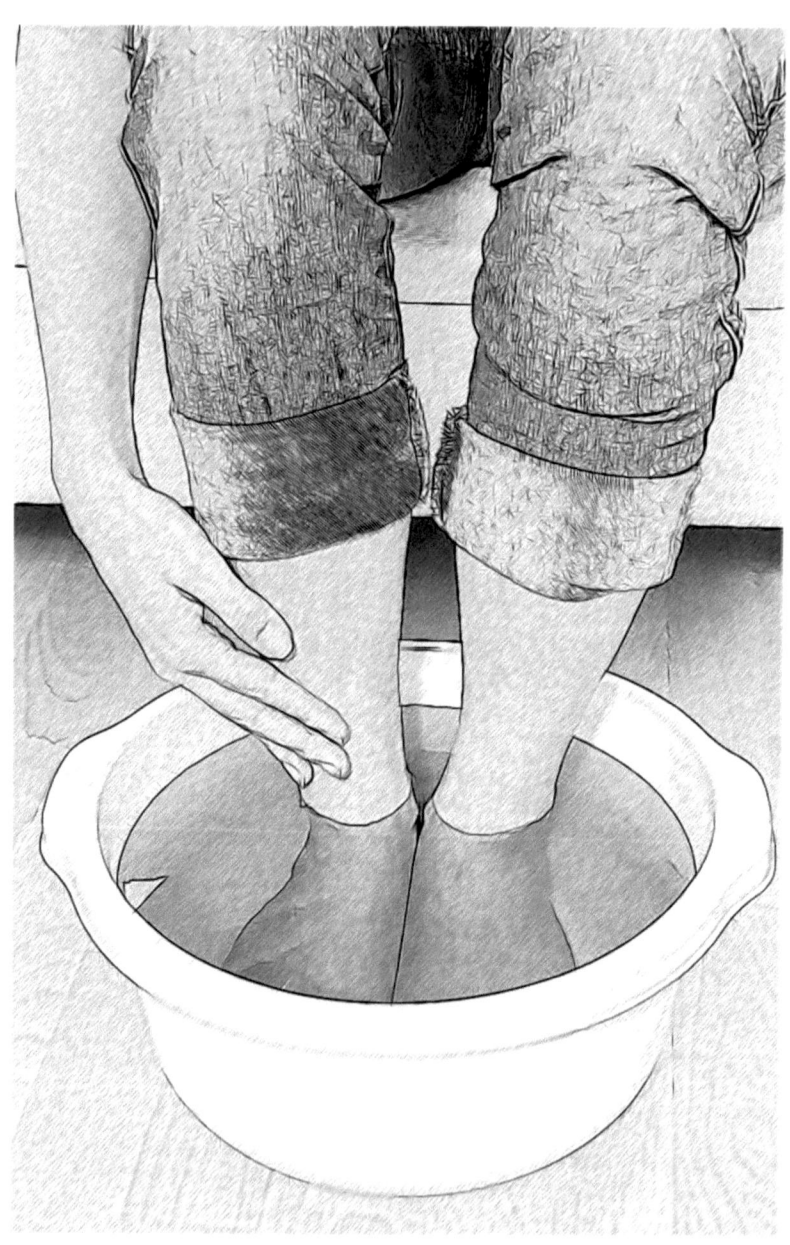

Das Fussbad - häufig vergessenens Wundermittel.

Rheuma und Gicht

Wenn von Rheuma gesprochen wird, sind damit über 200 verschiedene Krankheiten gemeint. Eine davon ist Gicht, welche eine Besonderheit darstellt und schon seit der Antike bekannt ist. Die Berühmte Florentiner Familie Medici war von dieser Krankheit ausserordentlich schwer betroffen, was auf einen erblichen Einfluss hinweist.

Ein Gichtanfall ist eine unglaublich schmerzhafte Erfahrung. Der Schrecken ist umso grösser, da der Gichtanfall einen meist nachts oder früh morgens aus dem Schlaf reist. Das Grosszehengrundgelenk ist der häufigste Schauplatz einer solchen Entzündungsattacke. Gicht lässt sich relativ leicht diagnostizieren. Durch eine Stoffwechselstörung wird mehr Harnsäure produziert als nötig. Meist ist eine Überlastung der Niere die Ursache. In der Folge werden im Gelenk Harnsäurekristalle abgelagert. Auslöser eines Gichtanfalls sind oft ein üppiges Essen und übermässiger Alkoholkonsum.

Männer erkranken vorwiegend im Alter von 40 bis 60 Jahren an Gicht. Bei Männern ab vierzig stellt Gicht sogar die häufigste entzündliche Gelenkserkrankung dar. Frauen hingegen sind dank der weiblichen Geschlechtshormone bis zur Menopause gegen Gicht gefeit. Bei der Behandlung von Gicht steht die Ernährung im Vordergrund.

Die meisten anderen rheumatischen Erkrankungen äussern sich durch Schmerzen in Gelenken und Muskeln, steife Knie und Füsse, Rückenschmerzen, geschwollene und rote Gelenke. Die Gemeinsamkeit aller unter dem Sammelbegriff "Rheuma" zusammengefassten Erkrankungen besteht in den Schmerzen. Damit verbunden sind meistens Bewegungseinschränkungen durch Funktionseinbussen des Bewegungsapparates.

Als massgebender Teil des Bewegungsapparates, der auf kleinstem Raum eine Vielzahl an Gelenken vereint, ist der Fuss immer wieder Schauplatz rheumatischer Leiden.

Die Behandlung von Rheuma gehört in die Hände erfahrener Ärzte und Naturheilpraktiker. Die Schulmedizin zielt in der Regel auf eine Langzeitmedikation ab. Alternative Heilmethoden erreichen häufig eine nachhaltige Verbesserung durch Entgiftung und Entschlackung des Körpers, eine Aktivierung der Entgiftungsorgane und eine Ernährung, die reich an entzündungshemmenden Bestandteilen (Omega-3-Fettsäuren EPA) ist. Die Begleitbehandlung umfasst die Versorgung mit weichen Einlagen, das Tragen ausreichend weiter Schuhe mit allenfalls zusätzlichen Abrollhilfen.

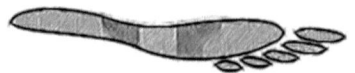

In den akut entzündlichen Phasen, wenn sich das Gelenk heiss anfühlt und möglicherweise leicht geschwollen ist, eignet sich Quark ausgesprochen gut für einen Wickel. Am besten kaufen Sie eine grosse Packung Bio-Magerquark.

Und so geht es:

Sie streichen den Quark grosszügig auf ein Baumwolltuch. Die Schicht darf ruhig etwa einen Zentimeter dick sein. Die Fläche richtet sich nach der Grösse des Gelenkes. Dann legen Sie das Tuch mit der Quarkseite auf die Haut und fixieren das Ganze mit einem Baumwolltuch. Sie können den Quark so lange darauf lassen, bis er sich nicht mehr kalt anfühlt oder eingetrocknet ist. Das dauert je nach Stärke der Entzündung zwischen 20 Minuten und 2 Stunden.

Verband und Gaze müssen Sie danach auswaschen und den Quark unbedingt im Müll entsorgen, aufgrund der Giftstoffe des Körpers, die sich darin ansammelten.

Was haben Knieschmerzen mit den Füssen zu tun?

Das Knie ist ein höchst komplexes Gelenk, welches uns viel Beweglichkeit bietet, aber auch anfällig für Reizungen ist. Es verbindet Ober- und Unterschenkel (Schienbein) mit einer gelenkigen Verknüpfung und auch die Bewegung der Kniescheibe auf dem Oberschenkelknochen bildet ein eigenes Gelenk. Häufigste Ursachen für mechanische Beschwerden können Entzündungen an Sehnenansätzen durch vorübergehende Überbelastungen oder Reizungen im Gelenk selber sein. In vielen Fällen leiden die Betroffenen auch unter Schäden infolge von Verletzungen, die zum Teil lange zurückliegen.

Mit Einlagen, die den Fuss stabilisieren und die Funktion der Gewölbe unterstützen, können die Knie direkt und wirkungsvoll entlastet werden. Besonders wirksam ist eine Entlastung, wenn eine Winkelfehlstellung wie O-Bein oder X-Bein vorliegt. In diesen Fällen erhöht sich der Druck und damit die Belastung auf die inneren oder äusseren Gelenkspalten und die entsprechenden Menisken. Fallen die Knie über das normale Mass hinaus ins X-Bein und liegt gleichzeitig ein Senkfuss vor, kann eine auf der Innenseite des Fusses gut stützende Einlage die Belastung im Knie verteilen und mit der Entlastung verschwinden die Schmerzen oft fast vollständig.

Liegen O-Beine vor, können wir, besonders erfolgreich bei Männern, die Schmerzsituation auf der Innenseite des Knies mit einer pronierenden Einlage verbessern. Eine solche ist auf der Aussenseite ein paar Millimeter erhöht, dadurch kippt der Unterschenkel leicht nach innen. Damit verschiebt sich die Kraftlinie im Knie dezent nach aussen und folglich von der ständig überbelasteten und gereizten Stelle weg. Dabei werden, einer Studie von Goldschmidt und Breitenfelder (1993) zufolge, offenbar auch Steuerungsmechanismen der Koordination und muskulären Stabilisierung des Kniegelenks positiv beeinflusst. Massgeblich ist, dass solche Einlagen parallel das Längsgewölbe auf der Innenseite des Fusses stützen, damit dieser nicht destabilisiert wird.

Mit derartig pronierenden Einlagen konnte ich in den letzten Jahren viele Patienten vor der vermeintlich notwendigen Gelenksersatzoperation bewahren oder diese zumindest herauszögern.

Fussgymnastik, Einlagen oder doch Operation?

Eine Operation ist keine Reparatur wie bei einem Auto, nach der alles wieder einwandfrei und wie neu ist. Eine Operation ist in erster Linie ein Eingriff, der viel Gewebe in Mitleidenschaft zieht. Es besteht immer eine eingeschränkte Erfolgsprognose und ein Risiko von Komplikationen mit zurückbleibenden Schäden. Gerade in der Orthopädie, wo die Funktion des Bewegungsapparates im Vordergrund steht, gilt deshalb die Devise erst zu operieren, wenn der Leidensdruck vor der Operation allfällige Nachteile durch die Operation klar überwiegt. Eine Operation sollte folglich erst nach dem vollständigen Ausschöpfen von konservativen Massnahmen erfolgen. Damit sind Therapien wie Einlagen, Physiotherapie, Ernährungsumstellung, naturheilkundliche Verfahren und auch Medikamente in der passenden Kombination gemeint. Man muss bedenken, dass viele dieser Behandlungen ohnehin nach einer Operation notwendig werden.

"Wer nur einen Hammer hat, für den sieht jedes Problem wie ein Nagel aus".

Wie Sie bereits festgestellt haben, bin ich als Orthopädietechniker begeisterter Verfechter massgefertigter Einlagen. Genauso verhält es sich auch mit den anderen Berufsgruppen wie Chirurgen und Physiotherapeuten.

Holen Sie sich deshalb auch einmal Informationen zu Behandlungsmethoden von neutralen Fachleuten. Zum Beispiel Infos über eine geplante Operation von einem Nichtchirurgen.

Ist Barfussgehen gesund?

Das Tückische am Barfussgehen ist, dass ebendieses mit einer ausgeprägten "hätte sollen" Problematik behaftet ist. Wenn wir durch Fussprobleme auf die Notwendigkeit des barfüssigen Fusstrainings aufmerksam werden, ist es meist längst zu spät. Ein Verzicht auf Schuhe verstärkt in der Folge die Schmerzen lediglich noch.

Der Mensch schützte bereits in der Steinzeit seine Füsse mit Schuhen. In einer Studie, die im Fachblatt "Journal of Archaeological Science" veröffentlich wurde, untersuchten Wissenschaftler die Zehen eines 40'000 Jahre alten Skeletts, das in der Nähe von Peking in der Tianyuan-Höhle entdeckt wurde und damals schon Schuhe trug. Die Forscher verglichen die Funde sowohl mit anderen prähistorischen Skeletten als auch mit den Knochen heutiger Menschen. So flossen

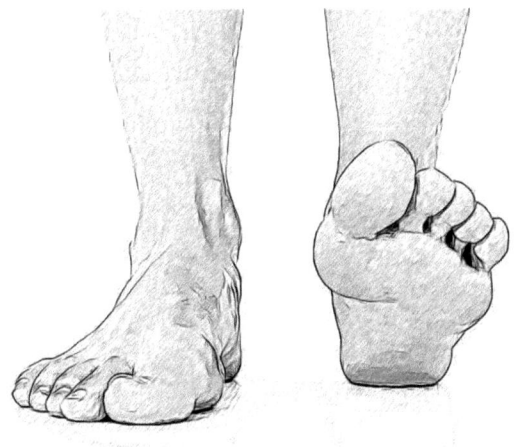

Wer häufg barfuss läuft trainiert seine Füsse.

in den Vergleich die Fussuntersuchungen von barfuss laufenden prä-historischen Indianern Nordamerikas und auch von prähistorischen Inuit aus der Arktis, die nachweislich Schuhwerk trugen, ein. Die kleinen Fussknochen dieser beiden Gruppen unterscheiden sich, denn Schuhe verändern Gangbild und Knochenform.

Schuhe wurden zwischen der Steinzeit und der Zeit unserer Gross-väter nur in auserwählten Situationen getragen. Dabei stand der Schutz der Füsse vor Kälte im Winter und vor Hautverletzungen bei langen Wanderungen im Vordergrund. Schuhe wurden später Aus-druck von Rang und Geld und verloren zunehmend an praktischem Nutzen.

Zu Grossvaterszeiten zog man die Schuhe im Sommer aus, damit sie geschont und nicht verunreinigt wurden. Heute fürchten wir uns zu erkranken, wenn wir die Schuhe in der Öffentlichkeit ausziehen. Was für eine verkehrte Welt!

Bei uns, die wir sesshaft leben und im Winter in geheizten Räumen wohnen, sind Schuhe paradoxerweise beliebter als je zuvor. Jeder Deutsche kauft im Schnitt fünf Paar Schuhe im Jahr, in Frankreich sind es sogar mehr als sieben Paar. In den meisten Fällen steht heut-zutage der ästhetische Aspekt beim Tragen von Schuhen im Vorder-grund und sie dienen hauptsächlich der Selbstdarstellung.

Wann gingen Sie das letzte Mal barfuss durch den Wald? - Als Kind?

Barfuss gehen trainiert die Fussmuskulatur, stärkt die Knochen und unterstützt dadurch die Funktion der Füsse, wodurch vielen Fussproblemen vorgebeugt wird. Klar ist: Wird die Fussmuskulatur nicht ausreichend benutzt, so wird sie zu schwach um den Fuss zu stabilisieren. Mit den Jahren wird auch die Sohlenhaut immer dünner und wir verlieren das polsternde Unterhautfettgewebe. Geschlossene Schuhe schützen nicht nur den Fuss, sie übernehmen auch viel Arbeit für ihn, was langfristig zu den erwähnten Problemen führen kann. Die zunehmende Nachfrage nach Fusshilfsmitteln gründet überwiegend auf dem jahrelangen intensiven Gebrauch von teils unpassender Fussbekleidung. Ungeeignete Schuhe verstärken dazu noch die Folgen, die wir uns durch die lückenlose Verwendung von Schuhwerk antun.

Sollen wir denn nun nur noch barfüssig gehen? Nein, natürlich nicht! Das richtige Mass ist entscheidend. Vermehrtes Barfussgehen empfiehlt sich nur, wenn die Füsse die erhöhte Belastung auch tragen können, beziehungsweise im geeigneten Masse barfuss gegangen wird. Das heisst Sie müssen, die über Jahre verloren gegangene Fussmuskulatur und das schützende Fettgewebe, zuerst wieder allmählich aufbauen. Probieren Sie es in den Ferien am Strand, auf dem Rasen im Garten oder auf den Teppichen zu Hause aus. Später können Sie auch auf unebenes Gelände und unterschiedliche Unter-gründe wechseln, was am wirkungsvollsten ist, da die Zehen dort am besten arbeiten können und der Fuss stimuliert wird. Sie dürfen aber keinesfalls beim ersten Auftreten von Fussproblemen plötzlich die Schuhe weglegen und vor allem müssen Sie Ihren Gang dem Barfuss-gehen anpassen.

Sie dürfen beim Barfussgehen auf hartem Untergrund nicht über die Ferse abrollen, wie Sie es mit Schuhen tun, sondern bewusst mit dem Vor- und Mittelfuss aufsetzen. Dies bedingt eine kürzere Schrittlänge und dadurch ein langsameres Vorankommen, woran Sie sich gewöhnen müssen. Das Gangbild wandelt sich hierdurch von Marschieren zu behutsamem, aufrechten Schreiten, denn auch die Körperhaltung wird verbessert.

Eine der häufigsten Verletzungen beim Tragen von Schuhen sind Bänderläsionen infolge eines Umknickens. Die Gefahr, beim Auf-treten nach aussen wegzuknicken steigt beträchtlich, wenn wir mit der Ferse auftreten und zudem noch weiche gedämpfte Schuhe tragen. Die Zehen können dadurch ihre ursprüngliche Halte- und Stabilisierungsfunktion für den Fuss nicht wahrnehmen.

Falls sich durch Barfussgehen Beschwerden manifestieren, sollten Sie es unbedingt reduzieren und langsamer angehen. Es kann durchaus sein, dass Ihre Füsse dem Barfussgehen nicht mehr gewachsen sind und Sie es deshalb lassen sollten.

Wenn Sie draussen, zum Beispiel im Wald, barfuss gehen möchten, was ich Ihnen in fortgeschrittenerem Stadium empfehle, können Sie zum Schutz Ihrer Füsse auch Barfuss-Schuhe zur Hilfe nehmen. Die grösste Bewegungsfreiheit erhalten Sie in FiveFinger-Schuhen von Vibram, die wie Handschuhe für die Füsse aufgebaut sind.

Barfuss-Schuhe zeichnen sich durch folgende Eigenschaften aus: Null-absatz (Ferse und Ballen gleich hoch), uneingeschränkte Zehenfrei-heit, dünne flexible Sohlen, keine Stützfunktion, leicht im Gewicht. Falls Ihnen dies zu weit geht, dann beginnen Sie damit, nur geschlos-sene Schuhe zu tragen wenn unbedingt nötig.

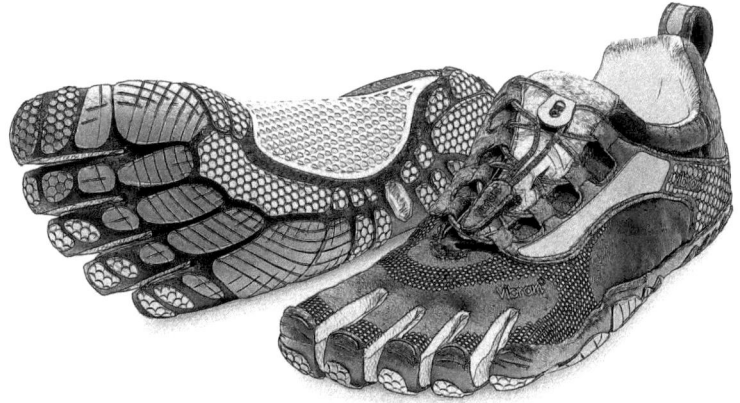

Barfussschuhe helfen die Füsse auch ausser Haus natürlich zu bewegen.

Welche Schuhe sind gesund?

Als ich früher noch als Weintechnologe arbeitete, wurde ich häufig gefragt, welcher Wein der beste sei. Ich antwortete darauf immer, es kommt auf die Gelegenheit an, in der man ihn trinkt. Ist es zu einem leichten Apéro an einem Sommertag, bei einem Festessen mit einem hervorragenden Stück Fleisch oder eher die Begleitung zu einem Fisch vom Grill? Der Wein muss zu dem Essen, dem Ort, der Temperatur, der Stimmung und so weiter passen. Ansonsten kann ein vermeintlicher Spitzenwein plötzlich unpassend und wenig überzeugend sein.

Ähnlich verhält es sich bei der Wahl der Schuhe. Falsch ist, wenn man mit Tanzschuhen wandern geht und umgekehrt, oder den ganzen Tag dieselben eleganten Schuhe trägt, mit denen man eigentlich nur an einen schönen Anlass gehen sollte, bei dem man nicht viel läuft. Kein Weinliebhaber trinkt bei jeder Gelegenheit den gleichen Wein.

Die Frage ist, "welche Schuhe trage ich zu welcher Tätigkeit". Wechseln Sie Ihre Schuhe häufig passend zu der aktuellen Tätigkeit. Durch das mehrmalige Austauschen verändert sich jeweils die Belastung auf die Füsse und den Gangapparat, wodurch es zu weniger punktuellen Überbelastungen kommt. Jeder Schuh unterstützt den Fuss auf seine individuelle Art. Mit dem Wechseln der Schuhe wird die Beanspruchung verteilt und nebenbei können die Schuhe "auslüften".

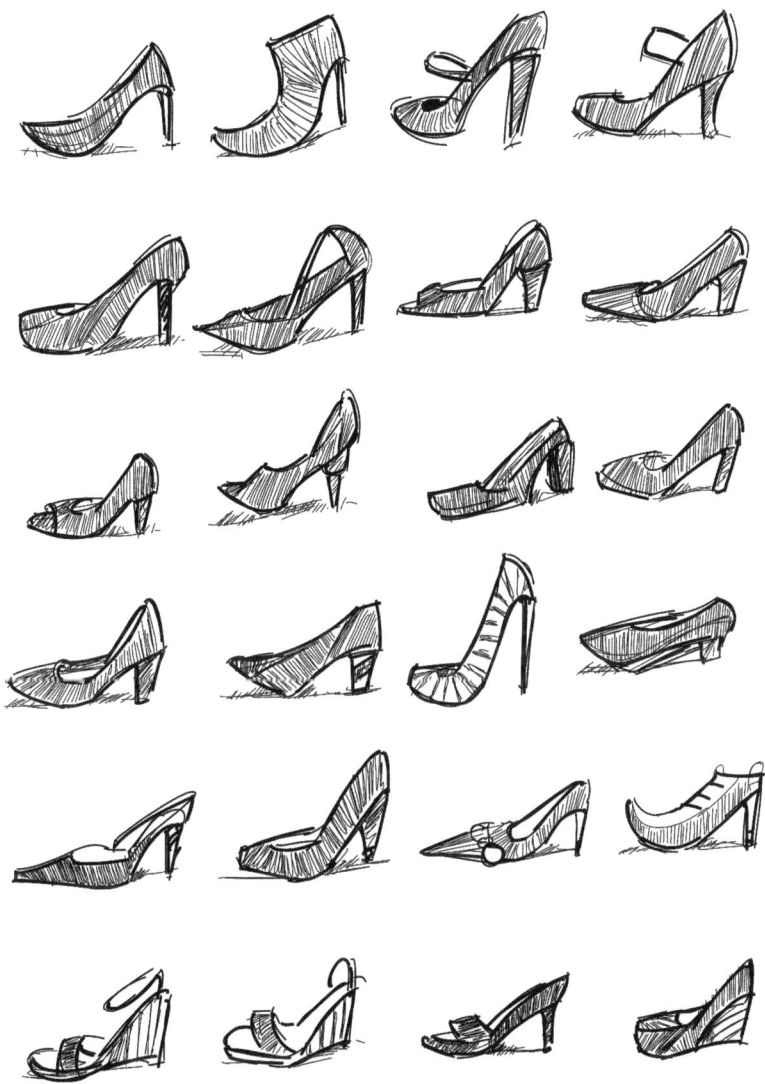

Den idealen Schuh gibt es nicht, auch wenn Ihnen dies einige Schuh-hersteller weismachen wollen. Es kommt vor allem darauf an, die passenden Schuhe zur gegenwärtigen Tätigkeit zu wählen. Viele Menschen tragen ihre Schuhe wahllos oder dauernd die gleiche Art, obwohl jeder eine Vielzahl von Verrichtungen ausführt. Auf Beschäftigungen wie zum Beispiel Sport, Shopping, Kinobesuch, Wandern oder Hausarbeit muss jeweils auch die Art der Schuhe angepasst werden. Dazu kommt, dass jeder Mensch vollkommen einzigartig ist und sich von sämtlichen Anderen unterscheidet. Wenn Ihre Freundin beste Erfahrungen mit einem bestimmten Schuh macht, muss dies nicht zwingend auch für Sie gelten. Faktoren wie Fuss-Stellung, Gangbild und Fussform sind entscheidend bei der Frage, was zu Ihnen passt. Über die Jahre verändern sich solche Umstände und damit unsere Ansprüche an die Schuhe. So kann ein Schuhmodell oder eine Schuhgrösse, die für uns über lange Zeit ideal blieb, überraschenderweise unpassend werden.

Sie glauben nicht, wie viele Menschen zu kleine oder zu grosse Schuhe tragen. Faktisch wird der Fuss im Schuh zwischen Ferse und Rist gehalten und vor der längsten Zehe sollten im Schuh noch mindestens 7 mm Raum bleiben. Die Zehen schieben sich während des Abrollens nach vorne und auch das Absenken des Längsgewöl-bes nach anhaltender Belastung verlängert den Fuss im Laufe eines Tages. Die Zehen dürfen nie an der Spitze anstehen und müssen jederzeit die volle Bewegungsfreiheit behalten, da sich daraus diverse Fussprobleme entwickeln können. Die unterschiedlichen Schuhweiten werden auch viel zu selten berücksichtigt und stattdessen für breite Füsse häufig zu lange Schuhe gekauft, nur um genügend Weite für die Zehen zu erhalten.

Fazit: Seien Sie vorsichtig mit gut gemeinten Empfehlungen von Freunden und den Versprechungen der Werbung, die Allheilmittel-Schuhe anpreisen! Nehmen Sie sich stattdessen Zeit, auch einmal etwas Neues im Laden anzuprobieren und erst dann zu kaufen, wenn Sie überzeugt sind, damit bequem gehen zu können und ausreichend Zehenfreiheit im Schuh zu haben. Sparen Sie nicht bei der Fussbekleidung und werfen Sie die alten Schuhe, die ausgetreten und schief dastehen weg, sonst schaden Sie sich nur.

Dämpfende Schuhe

Zuerst möchte ich ein paar Ausdrücke sortieren, die oft falsch verwendet werden.

Weich   Weiche Materialien verteilen die Belastung auf der Oberfläche von gewölbten Körperteilen, in dem jene, meist durch die Schwerkraft, darin einsinken. Diesen Effekt nützt man vor allem bei der Oberseite von Schuheinlagen. Er wird erst entfaltet, wenn das Material in genügender Dicke und Härte vorliegt, ansonsten wird es einfach durchgedrückt.

Stossdämpfend   Dämpfende Materialien dämpfen, wie der Name es sagt, eine Bewegung ab, man könnte es auch puffern nennen. Sie brauchen eine gewisse Rückstellkraft damit sie wie eine Stossdämpferfeder immer wieder in die Ursprungsstellung zurückkehren und dürfen keinesfalls zu weich sein.

Schockabsorbierend   Diese Materialien sollen Vibrationen verhindern und fühlen sich fast nie weich an. Vibrationen sind kaum wahrnehmbar und sollten deshalb nicht unterschätzt werden. Bei jedem Auftreten geht eine Welle vom Fuss her durch den kompletten Körper und verursacht Irritationen und Energieverlust. Finden solche Irritationen in hoher Anzahl statt, können Reizungen in Gelenken und an Sehnen die Folge sein. Häufig sind davon die Achillessehnen oder die Sehnen am Knie betroffen.

Steif   Viele steife Materialen sind hart, aber längst nicht alle harten, sind auch steif. Wenn wir also etwas Starres und Steifes zum Stabilisieren oder Ruhigstellen brauchen, dann ist die Eigenschaft der Härte sekundär.

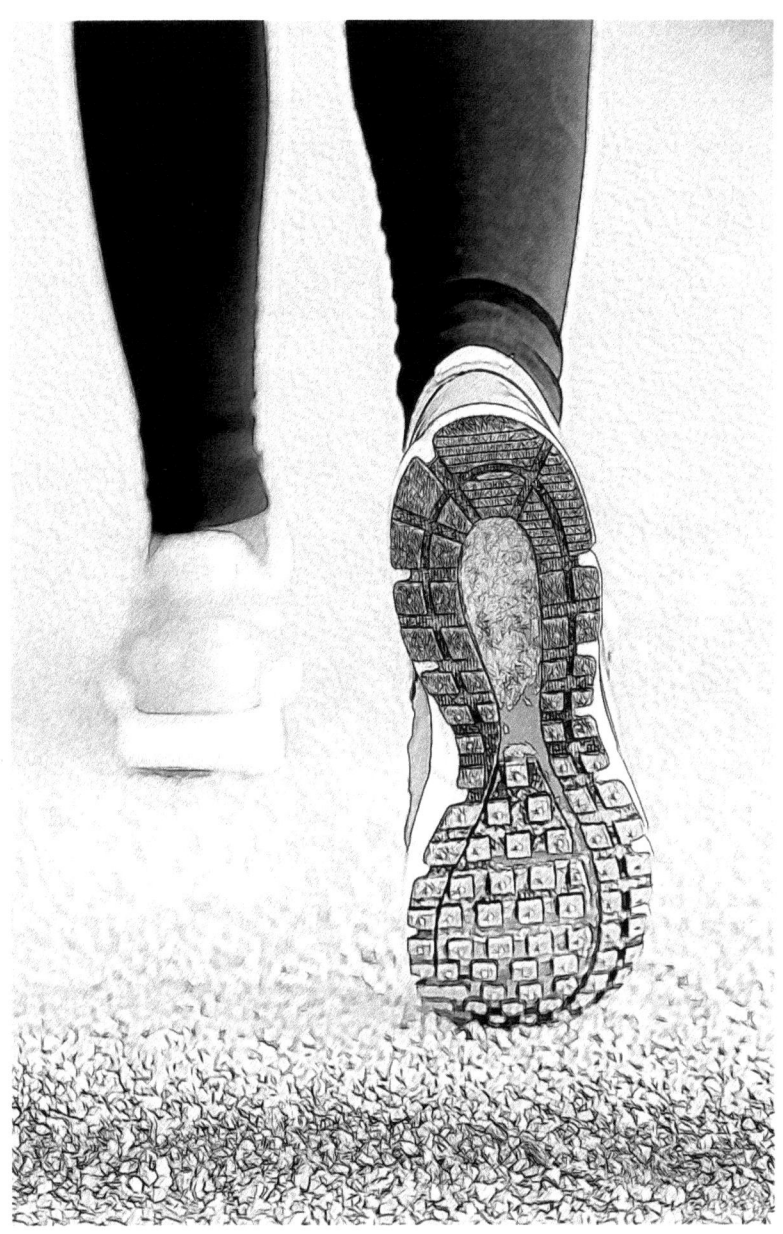

Intensiv dämpfende Schuhe können auf Dauer gefährlich sein.

Oft werden diese Materialien falsch eingesetzt. Am häufigsten wird weich verwendet, obwohl schockabsorbierend gebraucht würde, oder man spricht von hart, wenn man steif meint.

Der Trend bei Schuhsohlen ging jahrelang immer mehr in Richtung perfekter Pufferung und superweicher Sohlen, um den Aufprall am Boden zu dämpfen.

Dieser Trend hat sich inzwischen als Irrtum herausgestellt. Eine allzu effektive Stossdämpfung ist Ursache vieler Sehnen- und Muskelbeschwerden. Weiche, dicke Schuhsohlen, mit Luft- und Gelkammern, verursachen genau das, was sie zu verhindern vorgeben. Das Nervensystem braucht eine konkrete Aufprallintensität des Fusses am Boden, um die Beschaffenheit des Bodens zu analysieren und wie durch einen Schalter die so genannte Muskelkette in Gang zu setzen. Bei der Muskelkette arbeiten mehrere Muskeln fein abgestimmt aufeinander und ermöglichen einen Schritt. Sobald der andere Fuss auftritt, passiert dasselbe auf dieser Seite. An den komplexen Vorgang des Gehens verschwenden wir kaum einen Gedanken, er läuft also völlig unbewusst und selbst im Dunkeln problemlos ab. Das Gehen des Menschen wird auch oft als "kontrolliertes Fallen" bezeichnet, bei dem wir faktisch so lange fallen oder stolpern, bis der nächste Fuss uns wieder auffängt. Dann beginnt das Ganze von Neuem auf der anderen Körperseite. Nachdem wir als Kleinkind laufen lernten, perfektionierten wir den Vorgang so, dass eine fliessende Bewegung daraus entstand. Voraussetzung ist aber eben dieser präzise Impuls beim Auftreten, den wir uns mit stets weicheren Schuhen immer mehr verschleiern.

Das bedeutet auch, dass wir auf weichem Waldboden mit mehr Körperspannung gehen als auf Asphalt. Oder mit anderen Worten: Mit dicker weicher Schuhsohle setzen wir den Fuss, zu Gunsten einer besseren Wahrnehmung, unwillkürlich härter auf. Durch das häufige Tragen dieser Schuhe trainierten wir uns die Fähigkeit ab, auf unterschiedliche Untergründe angemessen zu reagieren.

Diese Gewohnheit wird besonders deutlich, wenn wir ohne Schuhe auf einem harten Holzboden gehen und dabei ohne jegliche Achtsamkeit mit den Fersen so hart auftreten, dass die Vibrationen im ganzen Haus gehört werden. Ein Umstand, den ich bei meiner Arbeit oft beobachte.

Die Stossdämpfung ist also nicht Sache der Schuhe, sondern der Muskeln, Sehnen und Gelenke. Achtsames, leises Gehen, weniger intensiv über die Ferse auftretend und mit leichtem Abfedern in den Knien, ist die passende Alternative zu immer ausgeprägter dämpfenden Schuhen. Die Aufgabe der Schuhe ist es, uns zu schützen und schädliche Vibrationen abzuleiten. Dafür braucht es, wie wir jetzt wissen, keine dicken, weichen, sondern dünne, absorbierende Sohlen. Die Sportschuhhersteller erkannten inzwischen dieses Problem und der Trend entwickelt sich immer mehr zu so genannten "Barfuss-Schuhen" mit hochflexiblen, dünnen Sohlen ohne Absätze.

Gehen Sie richtig?

Wenn jemand versucht Ihnen einzureden, Sie sollen Ihren Gang ändern und stattdessen "richtig" gehen, dürfen Sie zu recht misstrauisch werden. Ob dies nun Ihr Lebenspartner, Ihre Schwester, Ihr Therapeut oder sogar Ihr Arzt ist, vertrauen Sie lieber Ihrem Körper. Sie würden nicht so gehen, wenn diese für Ihren Körper komplett "falsch" wäre.

Unser Gangbild wird bestimmt durch die Mechanik unseres Körpers. Muskelspannung, Muskellänge, Hebelarme und Beweglichkeit spielen ebenso eine Rolle wie die Grössenverhältnisse von Körper, Beinen und Füssen. Dazu kommt eine Vielzahl von Mikrofaktoren welche Ihr Gangbild umfassend beeinflussen. Nebst der Fuss- und Beinstellung prägt auch der Umstand, dass Sie bereits als Kleinkind den Gang Ihrer Eltern und Geschwister nachahmten, die Art, wie Sie heute gehen. Das Gangbild können wir also nicht nach Belieben ändern, ohne unserem Körper in die Quere zu kommen.

Mal ganz ehrlich: Wer will schon wie ein Normmensch gehen? Interessant wird es doch auch hier erst durch die Individualität.

Ich möchte Ihnen aber trotzdem Folgendes zum Nachdenken geben: Als wir klein waren und laufen lernten, gingen wir alle zuerst auf dem Vorfuss, ähnlich wie Primaten oder die meisten Säugetiere. Auch wenn wir als Erwachsene vorsichtig und leise gehen, schleichen, Treppen steigen, rückwärts, seitwärts oder bergab gehen, tanzen oder kämpfen tun wir dies nicht über die Ferse, sondern setzen mit dem Vorfuss zuerst auf. Probieren Sie es aus! Der exzessive Fersengang, den heute fast alle Menschen beim normalen Gehen ausüben, ist durch den aufrechten Gang über grosse Distanzen notwendig geworden. Als die Frühmenschen aus Afrika migrierten und die Welt eroberten, verwendeten sie auch schon jene Gangart.

Dies beweisen spektakuläre Funde, von 1.5 Millionen Jahre alten Fussabdrücken in Nordkenia. Deren Untersuchungen ergaben, dass die Verursacher, sowohl eine weitgehend parallele Grosszehe, kurze Zehen und Gewölbe wie wir sie heute aufweisen, besassen. Die Druckverteilung weisst darauf hin, dass die Familie, die damals durch den weichen Schlamm lief, genauso über Ferse, Aussenkante und Grosszehe abrollte, wie wir dies heute machen. Diese Gangart ist auf unseren heutigen asphaltierten Böden nur noch mit Gummisohlen beschwerdefrei möglich.

Die Ferse erfüllt die Funktion einer Umlenkrolle, welche die Kraft der Wadenmuskulatur auf den Fuss bringen soll und ist ursprünglich nicht gedacht, um damit aufzutreten, sondern allenfalls zum Stehen.

Offensichtlich hängt diese Veränderung evolutionsbedingt mit dem aufrechten Gang des Menschen zusammen, denn die wenigsten Säugetiere mit demselben Skelett wie wir, rollen über ihre Fersen.

Das intensive Auftreten mit der Ferse ist nur auf weichen Naturböden oder mit dämpfenden Schuhen sinnvoll. Viele von uns sollten beim Gehen weniger stürmisch mit der Ferse aufsetzen, denn dadurch entstehen vermehrt Probleme wie Knickfuss, Senkfuss, Hallux valgus und Knieprobleme, wie ich dies täglich bei meiner Arbeit beobachten kann.

Fazit: Es gibt kein richtiges oder falsches Gehen. Schreiten Sie aber bewusster und achtsamer, in dem Sie immer wieder in sich hineinhören und sich dabei beobachten. Seien Sie fantasievoll und probieren Sie aus, wie es sich anfühlt, wenn Sie an der Art wie Sie gehen etwas verändern. Achten Sie auch auf unbewusste Schonhaltungen und versuchen Sie, sich leise und behutsam fortzubewegen. Nutzen Sie verschiedenen Gangarten, angepasst an Schuhen und Bodenbeschaffenheit.

Braucht mein Kind Einlagen?

Etwa 98 Prozent aller Neugeborenen kommen mit unauffälligen Füssen zur Welt. Babyfüsse besitzen noch keine selbsttragenden Gewölbe aber eine dicke Speckschicht, welche die Füsse platt erscheinen lässt. Wenn die Kleinen zu stehen und später zu laufen beginnen, müssen sich die mit den Fuss-Sohlen zueinander gerichteten Füsse zum Boden hin kehren. Durch diese Bewegung werden die Fussgewölbe gespannt und sie tragen sich mit der Zeit ohne Hilfe der Fettpolster selbstständig.

Bis zum zweiten Lebensjahr stehen die Beine in einer natürlichen O-Stellung. Sie sorgt für mehr Stabilität beim Laufenlernen. Danach beginnen die Kinder x-beinig zu laufen, um nicht über ihre eigenen Füsse zu stolpern. Bis circa zum achten Lebensjahr ist diese leichte X-Beinstellung normal. Auch Knickfüsse gehören bei gesundem Wachstum bis zu einem gewissen Grad zur Regel und normalisieren sich ebenfalls bis etwa zum achten Lebensjahr.

Häufig wird der Fehler gemacht, eine zu intensive Abweichung als normal anzusehen und den günstigsten Zeitpunkt für eine unterstützende Korrektur mit Einlagen zu verpassen. Ich denke, der Grund liegt an nachfolgenden zwei Umständen:

Als Erstes wird die Wirksamkeit von Einlagen an historischen Einlagemodellen gemessen, die damals hart und unflexibel hergestellt wurden und dem Kinderfuss mehr schadeten als nutzten. Glücklicherweise ist dies mit den heutigen flexiblen und sensomotorisch wirkenden Einlagen nicht mehr so.

Viele Kinderärzte untersuchen die Kinder nur einmal in den ersten

Lebensjahren auf Fuss und Beinfehlstellungen, wenn Eltern anhand ihrer eigenen Beobachtungen beunruhigt zum Arzt kommen. Durch die ungenügende chronologische Dokumentierung der Entwicklung und den gut gemeinten Rat des Arztes, es werde sich schon noch auswachsen, erhält dieser keine Möglichkeit seine Aussage zu überprüfen. Die Eltern konsultieren ihn oft kein zweites Mal aus demselben Grund und als Kinderarzt sieht er die Folgen einer solchen Nichtbehandlung beim erwachsenen Patienten nicht.

Wir Orthopädietechniker hingegen überprüfen bei Kindern die Wirkung der Einlagen alle sechs Monate und konnten dadurch über die letzten Jahrzehnte eine kontinuierliche Optimierung der Wirksamkeit von Kindereinlagen erreichen. Als Folge dessen sind wir auch in der Lage rechtzeitig zu erkennen, wo Einlagen nicht angebracht sind, eine Beobachtung notwendig ist oder eine Einlagenversorgung erforderlich ist. Das Problem liegt darin, das intensivste Wachstum des Kindes für die Einlagenversorgung zu nutzen und nicht durch Abwarten, ob es sich allenfalls doch auswächst, zu verpassen. Wie Sie aus den Kapiteln Knickfuss, Senkfuss und Plattfuss wissen, wirken sich Funktionsstörungen und Instabilitäten aus diesen Fehlstellungen umfangreich auf die Gesundheit des gesamten Skeletts aus. Besonders bei Kindern, wo sich komplexe Gelenke, wie zum Beispiel die Knie, unter solchen ungünstigen Bedingungen entwickeln, können nachhaltige Schäden entstehen. Eine unbestrittene und eindeutige

Indikation für Einlagen ist auch bei Kindern eine anhaltende Schmerzsymptomatik, mit der der Körper nach Massnahmen ruft.

Als Basis empfehle ich Kindern, mit auffälliger Fuss- und Beinstellung, aktiv an der Stärkung der Muskulatur und der Koordination zu arbeiten. Eine der Ursachen für die genannten Fehlstellungen ist das Ungleichgewicht der Muskelspannung. So führt ein geringer Tonus des hinteren Schienbeinmuskels, im Verhältnis zu den Wadenmuskeln, zu einem verstärkten Absinken des Längsgewölbes und einem Einknicken der Ferse. Eine Übung zur Kräftigung dieses Muskels besteht in einem mehrfachen, langsamen, auf die Fussballen Stellen und Absenken der Ferse. Eltern, die es bereits versuchten, wissen wie schwierig es ist Kinder täglich zu animieren Fussgymnastik Übungen durchzuführen. Die anfängliche Freude ist meist rasch verflogen und Routine langweilt die Kleinen bald. Um den Familienfrieden trotzdem auf Dauer zu sichern, empfehle ich deshalb als Ergänzung eine Sportart nach Wahl auszuüben. Selbst wenn Fussball nicht so wirkungsvoll wie beispielsweise Ballett ist, erreichen die Kinder durch umfangreichen Enthusiasmus und ein begleitetes Trainingsprogramm effektive Erfolge.

Als hilfreich erwies sich auch, Kindern möglichst lange ohne Schuhe das Gehen zu lernen und ihnen zu ermöglichen, mit den Füssen zu spielen. Dabei wird die Wahrnehmung gefördert und die sensomotorische Reizkette führt zu einer gesünderen Entwicklung, nicht nur der Füsse. Unterdrücken Sie die Angst vor Verletzungen und lassen Sie die Kinder auch draussen Spielerfahrungen ohne Schuhe machen. Menschen, die in ihrer Kindheit häufig ohne Schuhe gingen, leiden im Alter weniger unter Fussproblemen.

Fazit: Entscheidend ist also der Grad der Abweichung, die ein gewisses Mass nicht überschreiten sollte. Bei Grenzfällen müssen Füsse und Beine periodisch beobachtet und regelmässig ausgemessen werden, damit ein rechtzeitiges Handeln ermöglicht wird. Nicht zuletzt ist es ganz und gar unerlässlich, allfällige Einlagen nach modernsten Erkenntnissen herzustellen, um eine aktive Verbesserung erreichen zu können.

Holen Sie sich eine Zweitmeinung und dokumentieren Sie im Zweifelsfall die Entwicklung über mehrere Monate mit einer Digitalkamera.
Mit diesen vergleichenden Fotos als Grundlage wird es einfach, die richtige Therapieentscheidung zu treffen.

Einlage ist nicht gleich Einlage

Mit Hilfe von Einlagen, also durch das einfache Unterlegen einer Form unter den Fuss, soll eine fehlerhafte Statik ausgeglichen, eine Schrittabwicklung optimiert und Schmerzen gelindert werden. Dieses kleine Hilfsmittel soll also umfassende Hilfe leisten.

Ausserdem sind Einlagen eine elegante Lösung. Sie können, dünn wie sie heute hergestellt werden, unmerklich in die Schuhe eingelegt und zwischen den Schuhen gewechselt werden. Entscheidend ist, dass die Einlage einer individuellen Passform entspricht und auf die jeweilige Problematik abgestimmt ist. Fehlt eine ausführliche Problemanalyse, bei der das brennendste Problem des Patienten klar umrissen wird, ist auch die Effizienz der Versorgung zweifelhaft. Oft heisst es dann: "Ich habe es schon mit Einlagen probiert, aber das nützt nichts".

Zuerst muss sich der Orthopädietechniker ausreichend Zeit für die Anamnese (Gespräch zur Erhebung der medizinischen Vorgeschichte) nehmen. Er muss ein genaues Bild von der Problematik des Patienten bekommen. Wo hat er Schmerzen - wo auch noch - wie beschreibt er den Schmerz - brennend, stechend, dumpf, usw. - unter welchen Bedingungen schmerzt es - mit welchen Schuhen - wie lange ist das schon so, wie ist es entstanden, was hilft und was verschlimmert. Dazwischen muss er heraushören, wo der Engpass liegt. Zum Beispiel, dass die Ehefrau nicht mehr mit ihrem Mann wandern kann und sich dadurch Spannungen ergeben. Oder der ältere Herr, der seinen Sport nicht mehr ausüben kann, wodurch sich der Diabetes verschlechterte, oder die Dame, welche die Schuhe die ihr gefallen nicht mehr tragen kann. Ohne den grössten Engpass zu kennen, kann eine Einlage nicht optimal gefertigt werden.

Danach betrachtet der Orthopädietechniker die Füsse, die Beine, die Farbe der Haut, die Druckempfindlichkeit, die Beweglichkeit, das Gangbild ohne und mit Schuhen, die Körperhaltung, Becken- und Schulterhaltung und die Schuhe selber. Daraus ergibt sich ein Gesamtbild, durch das die Wirkungsweise der Einlagen definiert werden kann. Als Letztes nimmt der Techniker mit einer modernen digitalen Methode einen Abdruck der Füsse als Grundlage für die Anfertigung der Einlagen.

Es gibt Geräte, welche die Druckverteilung im Stehen und im Gehen an der Fuss-Sohle messen. Eine solche Abbildung gibt Aufschluss über die Kräfte und Belastungen, mit der der Körper auf den Boden wirkt. Für die Herstellung einer perfekt passenden Einlage ist jedoch ein Gerät, welches das Fussprofil erfasst, von grösserem Nutzen. Damit wird die Topografie des Fusses mit der aktuellen Gewölbe-situation aufgezeichnet. Zum so gemessenen Istzustand fügt der geübte Techniker die benötigten Abstützungen und Entlastungen am Computer in 3-D hinzu. Dieser Vorgang des Modellierens erfordert viel Erfahrung, da sowohl das Beschwerdebild wie auch die individuelle Verträglichkeit der Wirkung berücksichtigt werden muss.

Bei der Anprobe der nach diesen Daten vom Computer gefrästen Einlagen, überprüft man die Wirkung am Patienten. Er bringt für diesen Termin die wesentlichsten Schuhe mit, damit durch eine genaue Anpassung sichergestellt werden kann, dass Füsse, Schuhe und Einlagen eine Einheit bilden und in den Schuhen ausreichend Platz bleibt. Mehrere Einlagenpaare sind dann notwendig, wenn sich die Schuhe stark voneinander unterscheiden, und bringen natürlich Komfort durch selteneres Wechseln.

Ab diesem Zeitpunkt muss eine Optimierungsphase möglich sein. Das heisst, der Orthopädietechniker muss jederzeit auf die Erfahrungen des Patienten mit der Einlage reagieren können. Der Überzug muss einfach abgelöst und die Einlage verändert werden können. Optimierungen dürfen keinesfalls zusätzliche Kosten für den Patienten verursachen, damit sich dieser nicht aus wirtschaftlichen Gründen mit einer suboptimalen Einlage zufrieden gibt. Der Techniker kann dadurch seine Routine laufend verbessern und aus Erfahrungen lernen. Allfällige Nachanpassungen kostenlos anzubieten bewirkt beim Orthopädietechniker auch ein Bestreben zu wirkungsvollen Einlagen auf Anhieb, weil er nicht auf weitere Einnahmen spekulieren kann.

Viele Orthopädietechniker empfinden solche Nachanpassungen als Kritik an ihrer Arbeit und verhindern mit dieser Einstellung einen Lerngewinn. Auch bei einer Nachanpassung muss der Techniker gut zuhören können, um aus der erfolgten Entwicklung seit der Anprobe die korrekten Schlüsse ziehen zu können und gezielte Änderungen auszuführen. Die grenzenlose Individualität jedes Menschen verhindert, dass der Orthopädietechniker jemals alles wissen wird.

Finden Sie einen kompetenten Orthopädietechniker, der Ihnen eine unverbindliche Gratisfussberatung mit Fussmessung und Ganganalyse anbietet.

Informieren Sie sich am besten zuerst im Internet.

Beharren Sie auf eine individuelle Herstellung nach Ihrem Fussabdruck und Ihrer Problematik sowie die Verwendung von modernen Materialien.

Wenn Ihnen Einlagen aus Kork und Leder im alten Stil angeboten werden, sollten Sie an der Aktualität der Versorgungsweise zweifeln.

Sensomotorische oder normale Einlagen?

Als Propriozeption bezeichnet man die Wahrnehmung von Körper-bewegungen und der Lage und Stellung einzelner Körperteile zueinander. Sie ist also Selbstwahrnehmung und Eigenempfindung und findet meist unterbewusst statt, ist aber unverzichtbar für die Steuerung von Bewegungen.

Mit Sensomotorik bezeichnet man das Zusammenspiel von Wahr-nehmung (Sensorik) und Bewegung (Motorik). Die beiden Prozesse stehen in ständiger Interaktion und laufen parallel ab. Bei der Senso-rik kommt, nebst der Propriozeption, auch das Hören und Sehen dazu.

Ein Beispiel: Beim Autofahren nehmen wir die meisten Reize über die Augen und Ohren auf und steuern gleichzeitig die Arm- und Fussbewegungen. Obwohl unsere Füsse keine Augen und Ohren besitzen, funktionieren sie durch ihren einzigartigen Aufbau wie ein Sinnesorgan. Die Wahrnehmung findet über verschiedene Mechano-rezeptoren statt.

Das sind zum Beispiel die "Vater Pacini-Körperchen", die Berüh-rungs- und Vibrationsreize aufnehmen, die "Merkel-Zellen", die Druck registrieren, die "Meissner Tastkörperchen", die für die Oberflächensensibilität verantwortlich sind, dann die "Ruffini-Körperchen", die als Dehnungsrezeptoren der Haut fungieren und die Stellung der Gelenke in den Gelenkkapseln registrieren. Ebenso das "Golgi-Sehnenorgan", das gemeinsam mit der Muskelspindel hauptsächlich für die Propriozeption verantwortlich ist und meldet, in welcher Stellung sich der Fuss gerade befindet.

Wenn wir beispielsweise barfuss am Strand gehen, nehmen die Rezeptoren in unseren Füssen die aktuelle Situation in jeder Phase der Schrittabwicklung wahr und dies laufend und bei jedem Schritt. Die Beschaffenheit des Untergrundes, ob der Boden weich oder hart, kalt, warm, starr oder bewegt ist. Sie registrieren die Stellung der Gelenke, den Dehnungsgrad der Haut und melden die Lage des Fusses unter dem Körper, damit wir aufrecht gehen können. Treten wir unvorhergesehen in ein Loch im Sand und der Fuss droht weg zu knicken, übersteigt der Dehnungsreiz einen gewissen Grad und die Muskulatur reagiert blitzschnell mit Anspannung und dadurch mit Stabilisation oder wenn dies schon zu spät ist mit Entspannung und kontrolliertem Hinfallen. So können wir der drohenden Verletzung ausweichen, bevor unser Hirn überhaupt wahrnimmt was passiert.

Auf jene Regulationsmechanismen können wir mit sensomotorisch wirkenden Einlagen Einfluss nehmen. So sollen sensomotorische Einlagen beispielsweise helfen, eine schwache Muskulatur zu stimulieren oder eine hyperaktive Muskulatur zu kontrollieren. Dadurch können Dysbalancen der Muskulatur und damit auch Beschwerden in Haltung, Stellung, Gleichgewicht und Koordination gezielt behandelt werden.

Zahlreiche Versuche mit einem 3-D-Rückenscanner haben uns gezeigt, dass mit feinsten Impulsen von der Fuss-Sohle her die Haltung des gesamten Körpers und damit das Zusammenspiel der Muskulatur auf beeindruckende Art beeinflusst werden kann. Leider ist dies bei jedermann verschieden und kaum voraussehbar. Deshalb rate ich Ihnen, vorsichtig zu sein, wenn Ihnen jemand sensomotorische Einlagen empfiehlt, die für alle Personen gleich aussehen.

Sensomotorische Einlagen funktionieren aber längst nicht bei jedem Menschen so, wie wir das gerne hätten. Dies liegt hauptsächlich daran, dass die feinen Impulse nur da wirken, wo der Organismus bereit ist für eine Veränderung. Das heiss wir müssen nicht nur im richtigen Masse und an der geeigneten Stelle wirken, wir müssen auch den passenden Zeitpunkt finden. Wenn man eine Veränderung erzwingen will, erreicht man oft nur das Gegenteil, nämlich eine Gegenreaktion.

Bei der Stimulation mit sensomotorischen Einlagen ist ausserdem zu bedenken, dass das Stimulationsschema irgendwann im Kopf fix abgelegt, ist. Wenn die Impulse nicht neu gesetzt oder in der Intensität verstärkt werden, verliert sich der positive Effekt relativ rasch.

Sensomotorische Einlagen wirken meist effektiv, wenn die Wahrnehmung (Propriozeption) eingeschränkt ist und dadurch koordinative
Probleme bestehen, wie zum Beispiel bei Behinderungen wie Zereb-
ralparese oder dem Downsyndrom. Hier muss aber mit tiefenwirk-
samen und intensiven Impulsen gearbeitet werden, um zu erreichen
dass die Patienten ihre Füsse und den Boden besser wahrnehmen
und dadurch kontrollierter gehen können. Bei Kindern und Jugend-
lichen, die sich im Wachstum befinden, wirken sensomotorische Einlagen, welche auf die Muskelspannung Einfluss nehmen, nachhaltig
korrigierend auf die Fuss- und Beinstellung.

Füsse, die in ihrer Beweglichkeit eingeschränkt sind, benötigen
jedoch immer Stützung oder Bettung durch herkömmliche Einlagen
und eine rein sensomotorische Wirkung ist hier falsch am Platz.
Auch jeweils, wenn akute Schmerzen im Fuss vorhanden sind, empfehle ich normale orthopädische Einlagen, welche gezielt auf die
Ursache der Überbelastung einwirken und dadurch rasch und effektiv das Problem lösen.

Fazit: Es muss von Fall zu Fall abgeklärt werden, ob sensomotorisch
wirkende Einlagen sinnvoll sind. Bei Erwachsenen ergeben sich in
den meisten Fällen die besten Erfolge mit individuell angepassten,
stützenden Einlagen, zumahl jede Einlage letztendlich eine sensomotorische Wirkung besitzt.

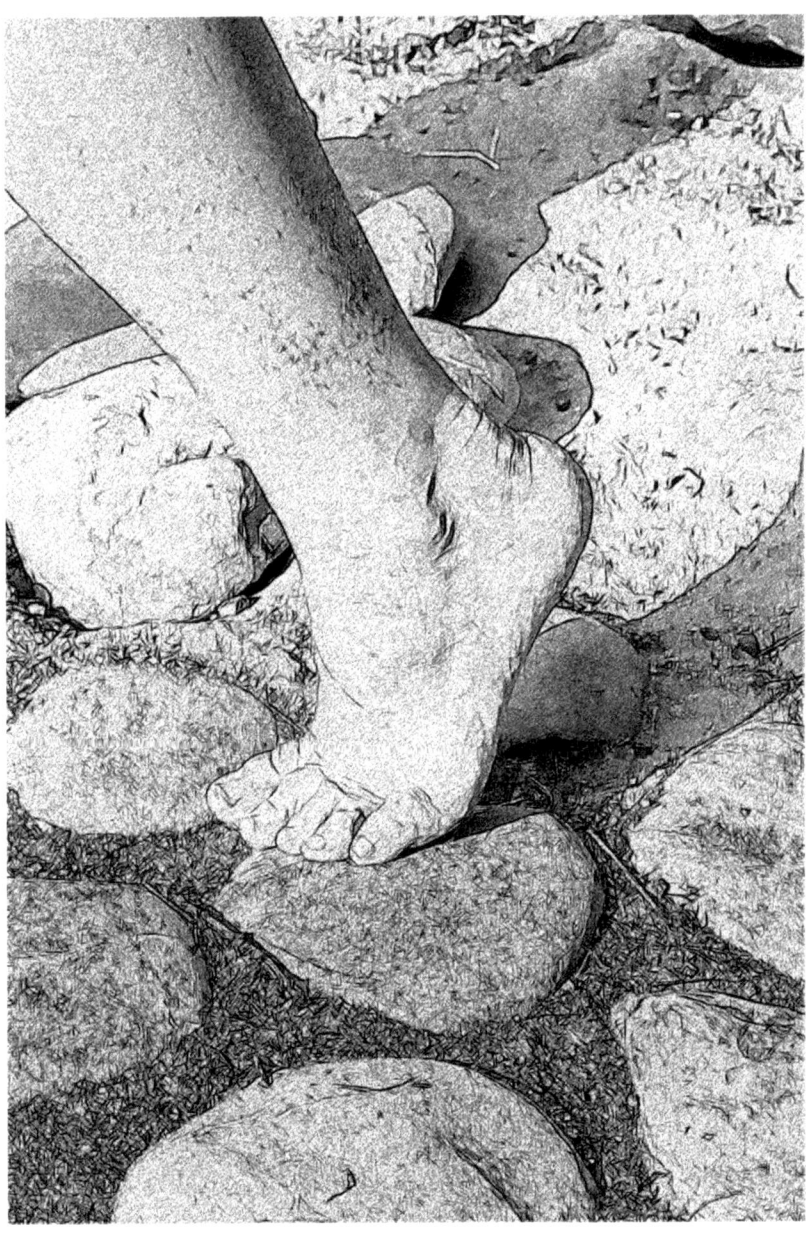

Die Füsse reagieren auf sensorische Reize.

Wo liegen die Grenzen von Einlagen?

Ich bin jeden Tag wieder von Neuem erstaunt, wie umfangreich die Wirkung von Einlagen sein kann. Indem wir auf den gesamten Fuss Einfluss nehmen ergeben sich oft Erfolge, die weit über das ursprüngliche Problem und den Fuss hinausgehen.

Seien wir einmal ehrlich: Wer zum ersten Mal mit Masseinlagen in Kontakt kommt, erwartet kaum, dass jenes "bisschen Material" so viel Lebensqualität bewirken kann. Ich höre aus Anlass der ersten Jahreskontrolle der Einlagen jeden Tag von Klienten, wie überraschend effizient die Einlagen gewirkt hätten und dass sie auf diese nicht mehr verzichten möchten.

Obwohl sich diese Aussage erübrigen sollte, will ich doch klarstellen, dass Einlagen in ihrer Eigenschaft als "Unterlegplatte" ausschliesslich bei Belastung wirken können. Sie müssen also getragen werden. Ich erlebe immer wieder, dass Patienten zu mir zurückkommen und über unveränderte Beschwerden klagen. Beim Gespräch stellt sich dann heraus, dass sie die Einlagen selten oder nur in den einen Schuhen tragen. Der blosse Besitz von Einlagen bewirkt also noch keine Heilung, nur bei korrekter Ausführung und sinnvoller Anwendung kann die angestrebte Wirkungsweise erzielt werden.

Es gilt klar: Der Körper muss sich immer selber regenerieren und heilen, die Einlage hilft ihm nur dabei. Das Verhalten des Betroffenen spielt derweil eine bedeutende Rolle. Beansprucht er durch seine Aktivitäten weiter die schmerzenden Stellen in einem höheren Masse, als die Einlage zu entlasten vermag, wird keine Besserung eintreten. Auch der allgemeine Gesundheitszustand und der Funktionsgrad des Immunsystems beeinflussen die Regenerationsfähigkeit und bestimmen dadurch die Zeitdauer der Heilung mit. Ich kann mich noch gut an die Patientin erinnern, die trotz intensiver Anpassung der Einlagen erst dann von ihren Fersenschmerzen erlöst wurde, als sie die vom Augenarzt verordneten Augentropfen wieder absetzen konnte. Seither achte ich auf Begleiterkrankungen und die Nebenwirkungen von eingenommenen Medikamenten.

Bei systemischen Krankheiten, wie Polyarthritis, fortgeschrittener Diabetes, Nervenschädigungen und anderen rheumatischen oder neurologischen Erkrankungen können auch die wirksamsten Einlagen "nur" zu einer Verbesserung der Lebensqualität beitragen. Bei schweren Krankheitsbildern und ausgeprägten Fussdeformitäten kann durch eine entsprechend umfangreiche Schuhzurichtung, in Form von Abrollhilfen, Versteifungen oder Schmetterlingsrollen, eine ergänzende Wirkung erzielt werden.

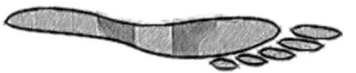

Mythen und Märchen

Vieles, was über Füsse und Fussprobleme gesagt wird, beruht auf uralten Lehrmeinungen, die nicht hinterfragt oder überprüft werden. Auch Irrtümer, welche von einer Generation an die nächste weitergegeben werden, können sich hartnäckig halten. Hinterfragen Sie kritisch und intuitiv was Sie hören und Sie werden merken, dass vieles nicht stimmen kann.

"Einlagen seien nicht angenehm und schmerzen immer am Anfang".

Mit Einlagen muss es Ihnen in jedem Fall besser gehen als ohne, sonst wurde etwas falsch gemacht. Obwohl eine, bei jedermann unterschiedlich intensive Gewöhnungsphase stattfindet, dürfen niemals Schmerzen auftreten. Schmerzen stören den Gewöhnungs- und auch den Heilungsprozess und sind deshalb unerwünscht. Falls Sie durch Ihre Einlagen trotzdem Schmerzen bekommen, müssen Sie sich für eine Nachanpassung bei Ihrem Orthopädietechniker melden.

"Einlagen schwächen die Füsse".

Langzeiterfahrungen zeigen, dass diese Behauptung unbegründet ist. Eine Schwächung findet nur dann statt, wenn der Fuss, zum Beispiel durch starre Materialien oder falsche Korrekturen, in seiner Bewegung behindert wir. Die Behauptung stammt also noch aus einer Zeit, in der man Metall für den Einlagenbau verwendete, was aus heutiger Sicht ein fataler Fehler war. Die heutigen Kunststoffmaterialien sind leicht und biegsam und lassen dadurch dem Fuss so viel Bewegungsfreiheit wie der Schuh zulässt.

"Durch das Tragen von Gesundheitsschuhen werden die Füsse immer breiter".

Dies stimmt tatsächlich, jedoch ist ein breiter Fuss meist auch ein muskulöser Fuss. Wenn Sie Ihren Füssen genügend Raum für Bewegung bieten, werden sie athletischer und damit fitter. Enge Schuhe frühen zu einem Atrophieren (Schwinden, Schrumpfen) der Muskulatur, was chinesische Frauen bis zur Kulturrevolution mit bandagieren ihrer Lotusfüssen exzessiv betrieben. Nun stellt sich die Frage, was ästhetischer ist, ein kräftiger breiter Fuss oder ein schwacher schlanker Fuss?

"Vom Barfussgehen kriegt man Plattfüsse".

Dies ist falsch. Durch den natürlichen Widerstand des Bodens beim Barfussgehen und die damit verbundene Kräftigung der Unterschenkel- und Fussmuskulatur entsteht, im Gegenteil, eine Stärkung der Fussgewölbe. Beim Gehen in allzu weichen Schuhen hingegen fehlt jener Impuls und die Fussgewölbe werden immer kümmerlicher und die Füsse senken sich ab.

"Schuhe schützen vor Fusspilz und Dornwarzen".

Pilze wachsen und gedeihen am raschesten in permanent feuchter und warmer Umgebung mit wenig Luftzirkulation. Dies kennt man von unbelüfteten Badezimmern, wo sich Schimmelpilz gerne in den Ecken ansiedelt. Beim Fusspilzbefall ist nicht die Anwesenheit von Fusspilzsporen das Problem, sondern das saure Milieu, welches beim permanenten Tragen von abgeschlossenen Schuhen die Hautbarriere schwächt und uns anfällig macht. Bei Dornwarzen verhält es sich ähnlich. Der dafür verantwortliche Virus ist beinahe überall vorhanden, siedelt sich aber nur an Stellen an, wo das Bindegewebe durch ständigen intensiven Druck gering durchblutet und überreizt ist. Auch Dornwarzen mögen ein saures Hautmilieu, welches angesichts einer ungesunden Ernährung gefördert wird.

"Schief abgelaufene Schuhe sind ein Grund zur Sorge".

Nein, schief abgelaufen Schuhe geben nur im Einzelfall Anlass sich Sorgen zu machen. Der einseitige Abrieb an der Schuhsohle entsteht während unzähliger kurzer Schleifbewegungen, die entweder beim Streifen des Bodens in der Schwungphase des Beines oder im Moment des Auftretens mit der Ferse erfolgen. Da das Auftreten meistens mit leicht nach aussen rotierten Füssen und über die Ferse geschieht, ist das Ablaufen auf der Aussenseite absolut normal. Kommt noch eine leichte Drehbewegung aus den Unterschenkeln dazu oder ein verstärktes nach aussen Kippen des Fusses, erhöht sich der Verschleiss der Sohlen an dieser Stelle.

Damit wir beim Gehen so wenig Energie wie möglich verschwenden, versuchen wir unsere Füsse nur minimal anzuheben, was dazu führt, dass je nach Koordinationsfähigkeit die Ferse den Boden beim Durchschwingen manchmal streift. Dies können wir uns erlauben, weil wir mit Schuhen die Fersen vor solchen Kollisionen schützen.

Um dies zu Ändern sollten Sie sich wieder an den Ausspruch Ihrer Mutter erinnern, als Sie noch klein waren: "Hebe deine Füsse beim Gehen – Schuhe sind teuer!" Achten Sie ebenfalls darauf, wie heftig Sie mit den Fersen auftreten! Ein behutsamer Gang schont nicht nur Ihre Gelenke, sondern auch die Schuhe.

Anders sieht es aus, wenn Sie die Schuhe auffallend asymmetrisch ablaufen. Wenn Sie beobachten, dass beispielsweise der linke Schuh deutlich rascher und ausgeprägter abgelaufen ist als der Rechte, sollten Sie dies von einem Orthopädietechniker abklären lassen. Dahinter könnte eine Fehlstellung der Hüfte oder ein verkürztes Bein stecken, was im Einzelfall abgeklärt und die Ursache behoben, respektive behandelt werden muss.

"Mit Gesundheitsschuhen braucht man keine Einlagen".

So genannte Gesundheitsschuhe beinhalten in der Regel eine mehr oder weniger ausgeprägte Fussbettung. Diese Fussbettung ist aber immer so dezent gestaltet, dass die Schuhe in grossen Mengen an die breite Öffentlichkeit verkauft werden können. Folglich kann eine Fussbettung, die aus Gründen der Verkäuflichkeit möglichst schwach ausgeprägt ist und für jedermann passend gemacht wurde, kaum für Ihre persönlichen Fussprobleme angemessen sein. Masseinlagen, die für Ihre Füsse und Ihre persönlichen Anforderungen hergestellt werden, könnten hingegen kaum von jemandem anderen getragen werden. Konfektionierte Wellness-Fussbettungen in Gesundheits-schuhen nützen im Endeffekt nur Füssen, bei denen sich keine Beschwerden manifestieren.

"Einlagen fördern Fussschweiss".

Die Fuss-Sohlen wie auch die Handinnenflächen sind mit besonders vielen Schweissdrüsen ausgestattet, die im Gegensatz zu anderen Schweissdrüsen nicht primär der Wärmeregulierung dienen, son-dern der besseren Haftung, zum Beispiel beim Klettern. Neuesten Erkenntnissen zufolge wird nämlich die Schweissproduktion der Füsse und Hände nicht vom thermoregulatorischen Zentrum gesteu-ert, wie die Schweissproduktion des restlichen Körpers, stattdessen über ein eigenes Zentrum des Zentralnervensystems. Das Tragen von geschlossenen Schuhen, besonders in der warmen Jahreszeit, beeinträchtigt diesen natürlichen Prozess. Wir wirken dem entgegen durch die Verwendung von wärme- und dampfdurchlässigen Schuhmaterialien, wie zum Beispiel Leder und Membranen. Genügend freier Raum in den Schuhen, der mittels der Gehbewegung eine Pumpwirkung ermöglicht, sorgt für den Abtransport der feuchten Luft. Durch die Sohle der Schuhe kann, ausser bei ein paar speziellen Modellen, keine Luft entweichen. Somit ändert das Tragen von Einlagen, die ja auf der undurchlässigen Laufsohle liegen, kaum etwas am Luftaustausch.

Schweissfüsse werden vor allem anhand von zwei Symptomen wahrgenommen. Zum einen ist es die Feuchtigkeit auf der Haut und zum anderen ist es der Geruch. Das Feuchtigkeitsempfinden steuern wir dank der geschickten Wahl des Überzugsmaterials auf den Einlagen. Jeder Mensch empfindet unterschiedlich und auch das Material der Socken beeinflusst das Klima im Schuh massgeblich.

Angesichts permanenter Schweissfüsse siedeln sich in den Hornschichten Bakterien an, die dann in Verbindung mit Sauerstoff durch eine chemische Reaktion den lästigen käsigen Geruch verursachen. Die Ansiedlung der Bakterien hängt aber ebenfalls mit der Zusammensetzung des Schweisses zusammen und vor allem, wie viele "Schlackenstoffe" vom Körper darin ausgestossen werden. Vollwertige, ausgeglichene Ernährung und basische Fussbäder können auch bei Schweissfüssen Wunder bewirken.

"Einlagen gehen durch das Wechseln von Schuh zu Schuh kaputt".

Lose Einlagen sind dafür bestimmt, häufig von Schuh zu Schuh gewechselt zu werden. Wenn Sie diesen Vorgang verhältnismässig sorgsam durchführen, wird dies keinerlei Abnützung verursachen. Einlagen entlasten Ihre Füsse, deshalb sollten Sie durch das Wechseln und damit lückenlose Tragen der Einlagen besser Ihre Füsse schonen als Ihre Einlagen. Was Einlagen vor allem beansprucht, ist das Stützen und Betten der Füsse und mit ihnen das gesamte Skelett.

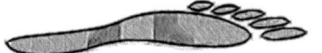

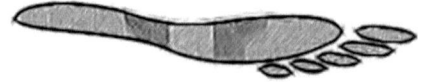

Achten Sie mehr auf Ihre Füsse!

Lernen Sie Ihre Füsse kennen!

Passen Sie Ihren Gang jeweils Schuhen und Boden an!

Schreiten Sie behutsamer!

Gönnen Sie sich und Ihren Füssen Abwechslung!

Pflegen Sie Ihre Füsse!

Geniessen Sie ein Fussbad mit Massage!

Ernähren Sie sich abwechslungsreich und bunt!

Bewegen Sie sich in der Natur!

Nehmen Sie die Treppe anstelle des Aufzugs!

Überdenken Sie Ihre Fussbekleidung!

Tragen Sie die Schuhe passend zur Tätigkeit!

Stärken Sie Ihre Füsse durch Barfussgehen!

Geben Sie Ihren Füssen Zeit, sich zu entwickeln!

Nehmen Sie die Umwelt auch mit den Füssen wahr!

Übertreiben Sie nicht!

Achten Sie auf Kompensation und Regeneration!

Nehmen Sie Beschwerden ernst!

Suchen Sie Unterstützung bei Fachpersonen!

Entdecken Sie die Möglichkeiten wirkungsvoller Einlagen!

Noch dies zum Schluss

Wir Menschen lassen uns immer wieder zu einer einfachen, dicho-
tomen Sichtweise der Dinge hinreisen. Es ist verlockend, die Welt
durch die Schwarz-Weiss-Brille zu betrachten und alles in wenigen

Schubladen zu versorgen.

Gesunde und kranke Füsse, gute und schlechte Schuhe, richtige und falsche Einlagen, um nur ein paar Beispiele zum Thema zu nennen. Nehmen Sie sich die Mühe, die feinen Nuancen dazwischen wahrzunehmen und zu akzeptieren, dass die meisten Dinge viel komplexer sind, als uns lieb ist. Wenn Ihnen nur ein Fuss wehtut, bedeutet das nicht, dass dieser krank und der andere gesund ist. Häufig bestehen nur geringe Unterschiede zwischen den Füssen. Doch wenn es zu einer schmerzhaften Entzündung des einen kommt, werden Sie nur auf selbigen Fuss aufmerksam, obwohl die Ursache oft bei beiden ähnlich vorhanden ist. Nehmen Sie die Dinge also als Ganzes war!

Vielen Dank für Ihr Interesse an meinen Erfahrungen, ich hoffe, Ihnen mit dem vorliegenden Buch weitergeholfen zu haben. Für weitere Fragen wenden Sie sich an mich: kontakt@patrickhofer.info.

Ich bitte Sie, eine Kundenrezension auf meiner Webseite oder bei Ihrem Buchanbieter (z.B. amazon.de) zu schreiben. Damit helfen Sie anderen Interessierten, den Nutzen dieses Buches einzuschätzen. Und nun danke ich allen Patienten, die mir über Jahre ihre persönlichen Anregungen und Erfahrungen anvertrauten. Ein ganz herzliches Dankeschön geht ebenfalls an die Mediziner, Therapeuten, Podologinnen und Heilkundigen, die mich bei meinen Recherchen wieder geduldig mit Informationen unterstützen.

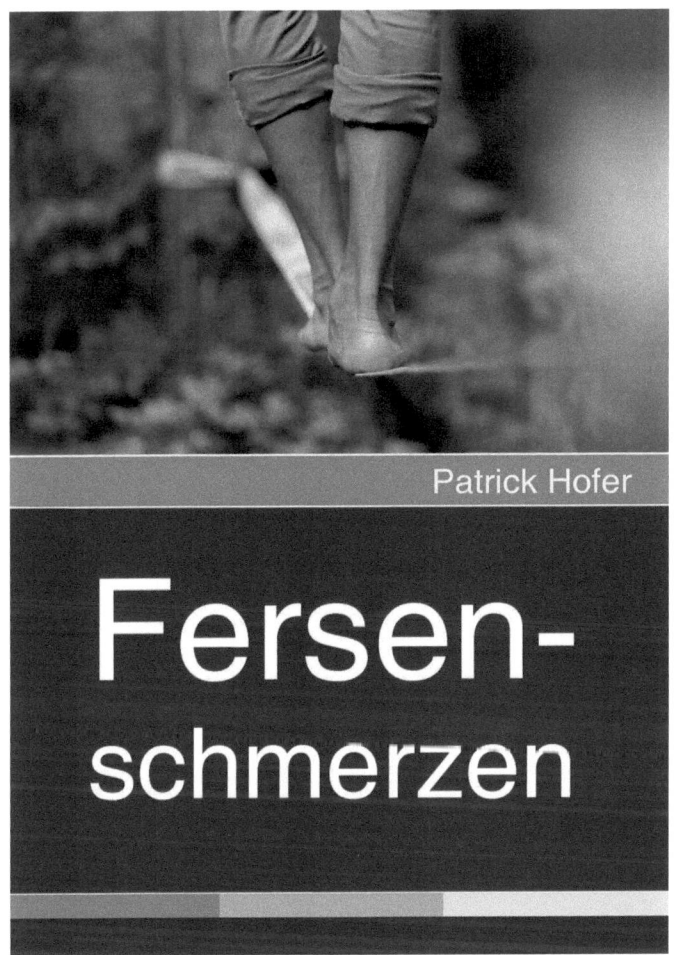

Patrick Hofer

Fersen-
schmerzen

Verlag: Books on Demand

Erschienen: Frühling 2015

Preis: EUR 15.00

Im Buchhandel oder unter www.patrickhofer.info

Fersenschmerzen

Fersenschmerzen stehen in der Liste der häufigsten Fussprobleme ganz oben.

Sehr viele Menschen leiden einmal in ihrem Leben an Fersenschmerzen, zum Beispiel durch einen Fersensporn. Immer öfter kommt es zu lang anhaltenden und störenden Schmerzzuständen und Hilfe ist nur selten in Sicht.

Die Fragen nach dem Weshalb, und wie man diese teils chronischen Beschwerden wieder los wird, sind deshalb zunehmend zu hören. In seiner langjährigen Tätigkeit als Orthopädietechniker ist Patrick Hofer mit Hunderten verschiedener Fersensymptomatiken konfrontiert worden und konnte in dieser Zeit die Behandlungsmethoden laufend verfeinern.

In seinem zweiten Buch erklärt er die Entstehung von Fersenschmerzen, fasst aufgrund seiner Erfahrungen die wirkungsvollsten Therapieformen zusammen und vergleicht sie miteinander.

Mit vielen, einfach verständlichen Tipps eröffnet er dem Betroffenen einen praktischen Weg aus der verzwickten Situation. Damit bringt er Ordnung in die verworrene Vielzahl von unterschiedlichen und teils widersprüchlichen Empfehlungen und Ratschläge.

Kaum ein anderes Buch bietet Leidtragenden sowie Interessierten Erklärungen und Empfehlungen zu den häufigsten Fersenproblemen in einer solchen Intensität an.

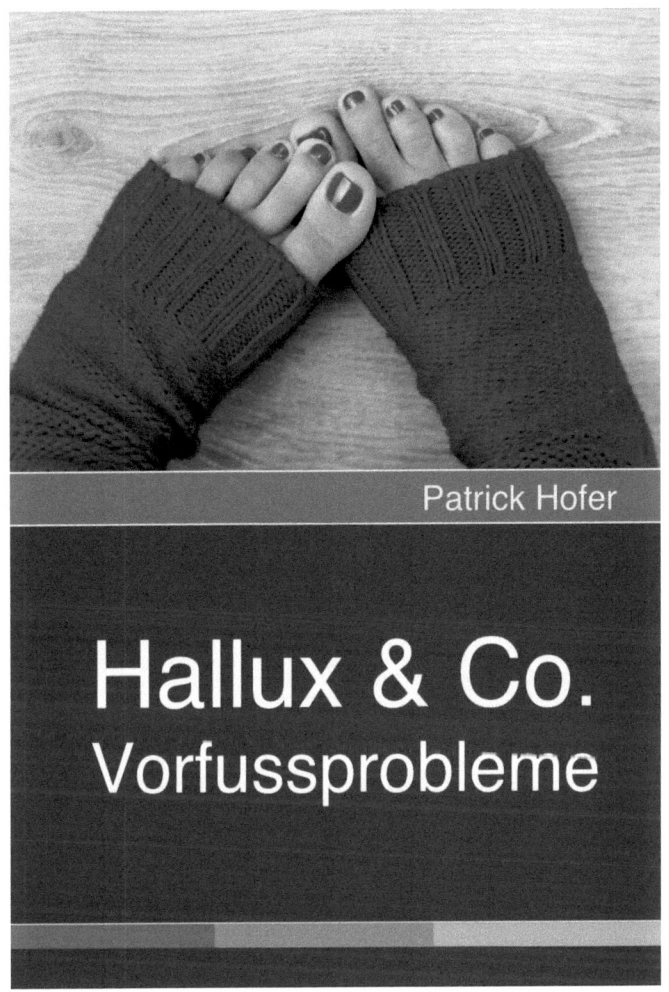

Verlag: Books on Demand

Erschienen: Herbst 2015

Preis: EUR 15.00

Im Buchhandel oder unter www.patrickhofer.info

Hallux & Co. - Vorfussprobleme

Auf der Liste der häufigsten Fussprobleme stehen, neben den Fersenschmerzen, die Vorfussprobleme ganz weit oben.

Die vorgefasste Meinung, solche Probleme seien einzig auf die falsche Wahl der Schuhe zurückzuführen, trifft nur in den seltensten Fällen zu. Hallux valgus, Metatarsalgie, sowie das häufig verkannte Morton Neurom, stehen in engem Zusammenhang mit dem komplexen Verhältnis zwischen Fussstellung und Gangverhalten. Sie zeigen sich deshalb bei jedem Menschen völlig unterschiedlich.

Patrick Hofer beschreibt in seinem dritten Buch, auf gewohnt verständliche, wie auch ausführliche Art, die Zusammenhänge, die über Jahre zu Vorfussproblemen führen können. Er zeigt Möglichkeiten auf, wie Betroffene auf solche Probleme reagieren sollten und wie man präventiv dagegen wirken kann.

Die in seinem ersten Buch „Füsse, Fussprobleme erkennen und behandeln" angesprochenen Komplikationen rund um den Vorfuss, werden hier ausführlicher sowie im Speziellen dargestellt und zudem mit vielen weiteren Informationen ergänzt. Er scheut nicht davor zurück, alte Lehrmeinungen unter einem kontroversen Gesichtspunkt zu betrachten. Kaum ein anderes Buch bietet Leidtragenden sowie Interessierten, Erklärungen und Empfehlung zu den häufigsten Vorfussproblemen in einer solchen Intensität an.